U0925389

100年也不过时的
育儿智慧

〔韩〕李元宁 著
冼贤京 绘
蔡福淑 译

重庆出版集团
重庆出版社

版贸核渝字(2008)第49号
图书在版编目(CIP)数据
100年也不过时的育儿智慧/〔韩〕李元宁著；〔韩〕冼贤京绘；蔡福淑译. —重庆：重庆出版社，2008.8
书名原文：100년 후에도 변하지 않는 소중한 육아 지혜
ISBN 978-7-5366-9953-3

Ⅰ.1… Ⅱ.①李…②冼…③蔡… Ⅲ.婴幼儿－哺育－基本知识 Ⅳ.TS976.31

中国版本图书馆CIP数据核字(2008)第110010号

100年也不过时的育儿智慧

100NIAN YE BU GUOSHI DE YUER ZHIHUI

〔韩〕李元宁◎著　〔韩〕冼贤京◎绘　蔡福淑◎译

出 版 人：罗小卫　　策　　划：中资海派·广东宏图华章
执行策划：黄　河　桂　林　　责任编辑：温远才　朱远洋
责任校对：刘晓燕　　版式设计：袁青青
封面设计：张　英

重庆出版集团
重 庆 出 版 社　出版

重庆长江二路205 号　邮政编码：400016　http://www.cqph.com
深圳大公印刷有限公司制版印刷
重庆出版集团图书发行有限公司发行
E-MAIL: fxchu@cqph.com　邮购电话：023-68809452
全国新华书店经销

开本：787×1092mm　1/16　印张：13　字数：220千
2008年10月第1版　2008年10月第1次印刷
定价：26.80元

如有印装质量问题，请向本集团图书发行有限公司调换：023-68706683

论孩子

〔黎巴嫩〕纪伯伦◎著　冰心◎译

你们的孩子，都不是你们的孩子，
乃是“生命”为自己所渴望的儿女。
他们是借你们而来，却不是从你们而来，
他们虽和你们同在，却不属于你们。
你们可以给他们以爱，却不可给他们以思想，
因为他们自己有思想。
你们可以荫蔽他们的身体，
却不能荫蔽他们的灵魂，
因为他们的灵魂，是住在“明日”的宅中，
那是你们在梦中也不能想见的。
你们可以努力去模仿他们，却不能使他们来像你们，
因为生命是不倒行的，也不与“昨日”一同停留。
你们是弓，你们的孩子是从弦上发出的生命的箭矢。
那射者在无穷之中看定了目标，也用神力将你们引满，
使他的箭矢迅疾而遥远地射了出去。
让你们在射者手中的“弯曲”成为喜乐吧；
因为他爱那飞出的箭，也爱了那静止的弓。

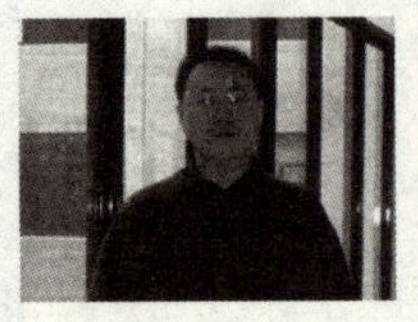

育儿网 www.ci123.com 全球最大中文育儿网站

周建中

育儿网资深育儿顾问

东南大学学习科学研究中心博士

让儿童拥有健康快乐的童年

近年来，有关早期儿童发展的研究得到了很大的进展。来自脑科学、婴幼儿心理学和教育学等的研究结果证明：婴幼儿时期得到的发育是人一生中最快也最重要的，是人在身心各方面素质发展的奠基阶段。早期儿童认知技能、社会能力、健康愉快的情绪和健壮的身体的发展奠定了人一生成功的基础。对儿童早期发展的投入，将会获得最佳的效果和回报，其影响会延续至成年期。

胎儿和婴幼儿是个体生命的开始阶段，各方面都尚未成熟，最需要家庭和社会特殊的关爱、保护和支持。早期的成长环境、养育关系和生活经验对儿童发展产生的影响是不容置疑的：从身体的发育到大脑神经通路的形成，从认识能力到情感态度，环境的影响早在胎儿时期就已经开始，并且以一种累加的方式贯穿于整个童年。

儿童的生长发育是通过经历一系列自然的养育过程完成的，其中主要包括喂养、玩耍、同龄伙伴、家庭生活、学习训练以及安全保障等。作为幼儿的教养者，我们的责任是要为这些过程的实现创造最好的环境，提供最充分的支持。其中，需要特别强调的是：要保护儿童学习的好奇心和主动性，强调儿童社会情绪能力、语言表达能力培养的重要性。在社会情绪能力培养方面，更需要注

意同感能力 (Empathy) 和自尊自强性格 (Self-Esteem) 的培养。

一个生命从孕育到诞生再到健康成长，都受到了父母、祖父母和很多人精心的呵护。但是，在这个过程中，爷爷、奶奶发现他们的知识已无法跟上早期儿童发展的前进步伐；处于社会转型期的年轻独生子女爸爸、妈妈更是缺乏育儿的相关经验和自信。他们都在努力地寻找各种知识和信息，渴求成为宝宝诞生前的产科专家、成长过程中的儿科专家和早期教育专家。

作为韩国幼儿教育学会理事长、世界学前教育组织 (OMEP) 韩国委员长以及韩国教学改革委员会委员，李元宁教授拥有丰富的理论和 31 年的实践经验。在《100 年也不过时的育儿智慧》这书本里，她通过实际经验，为年轻的父母生动地讲解了在生活中应该掌握的各种育儿智慧、育儿理念及育儿原则，同时紧密结合了实际的育儿操作。

从出生起就为儿童提供良好的教养方面的服务，能够有效地促进宝宝的身心健康发育，养成良好的性格和习惯，促进情绪和社会性的发展，学会初步合作交往的能力，提高学习的愿望和能力，为其后续学习和终身发展奠定良好的基础。

让我们共同努力：让每一个儿童都拥有良好的人生开端！

作者简介

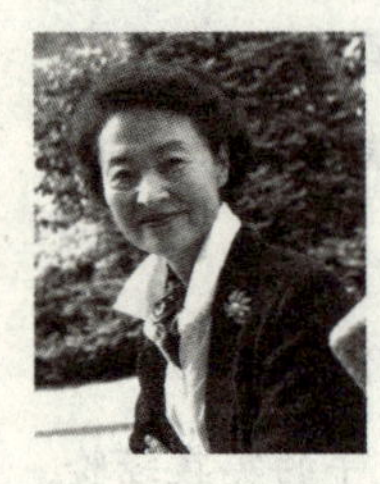

李元宁教授

国际著名的婴幼儿教育权威和保育专家

45 年专攻幼儿教育理论

31 年幼儿教育实践经验

李元宁教授历任职务：

世界学前教育组织 (OMEP) 韩国委员长

环太平洋地区幼儿教育研究学会 (PECERA) 理事长

韩国幼儿教育代表团首任团长

韩国幼儿教育学会理事长

韩国教学改革委员会委员

韩国教育人力资源开发委员会委员

韩国中央幼儿教育委员会副委员长

韩国教育部政策咨询委员会委员

韩国教师团体总联合会幼儿教育特别委员长

出版著作：《父母教育论》《怎样给孩子培养好习惯》

《妈妈，我也能做到》《爱也有秘诀》

翻译作品：《迪克斯》《孩子是为成功而出生的》

李元宁理事长从 1975 年到 2008 年担任韩国中央大学幼儿教育系教授，2004 年由她牵头制定了幼儿教育法。

李元宁教授为构建婴幼儿教育政策及理论基础，扩大社会影响力作出了杰出的贡献。

不容错过的育儿经典

《100年也不过时的育儿智慧》在韩国的第一次出版是在1980年，当时的书名是《为了年轻的妈妈》。20多年来，这本书通过修订和改名后重新出版，仍在韩国受到许许多多年轻父母的大力追捧。因为这本书里所承载的是不因时间的流逝而改变的经典的育儿智慧，是理论和生活相结合的活生生的育儿方法。

本书的作者李元宁教授从事了30多年的幼教教学，是韩国公认的幼教领域的专家，但她仍然认为养育孩子不是件简单的事情。在书中，她以这种心态为基点，结合理论和自身的经验，告诉我们该怎么做才是明智的。她并没有提出别出心裁或让人难以理解的新的幼儿教育理论，只是凭借自己在养育女儿和外孙们的过程中点点滴滴积累起来的幼教技巧以及作为幼教专家的底子，从孩子的诞生开始到上小学之前的年龄段为主，絮絮叨叨地给大家讲解幼教的方法和理论，就像娘家妈妈的唠叨一样可亲可爱。

中国和韩国是同属一个文化圈的友好邻邦，因此我认为韩国的幼教理念对中国人来说应该是比较容易接受的。我相信，通过这本韩国经典幼教图书，我们的年轻爸爸妈妈们也会得到一些启迪，从此让我们可爱的孩子能够得到更好的照顾和更科学、合理的教育。

蔡福淑

2008年7月

育儿教育是一项艰巨而伟大的工程

我是一位母亲，同时也是一位幼儿园老师。我对育儿理论也有一定的研究，但当我发现这本书时，我不得不惊叹它的实用性和可操作性。之前，我也读到一本很优秀的韩版图书《好孩子的成功来自妈妈1%的改变》，我不得不思索：韩国为什么能产生这么多优秀的家教作品呢？

——刘力志（从业4年的幼儿园老师）

珍惜与孩子相处的每分每秒

这本书中提到：在我们的育儿方法中，最不应该丢弃的就是父母跟孩子一起睡觉的习惯。以前，我总是让孩子和阿姨睡，我是轻松了，但感觉孩子和自己不太亲近，而且不愿意跟我讲幼儿园的事情。我一直琢磨其中的原因，现在我找到了。

——李洁（4岁孩子的母亲）

感谢这本书让我真正认清了自己

我是一位中学教师，而且是两个学龄前儿童的母亲。在书中很多地方我都看到了自己的影子——我经常走进一些误区。一开始，我觉得要改变我固有的教育方法根本不可能，但是我的努力很快都见效了。谢谢如此及时的一本书，现在，当儿子不断地从沙发上跳上跳下的时候，在两个孩子打架的时候，我不再咆哮和呵斥。我现在是平静的，因为我知道我应该怎么做效果最好。

——肖洒（一个5岁和一个3岁的两个男孩子的母亲）

犹如妈妈的“唠叨”

这本书第一次出版是在1980年，时隔近30年，其中的语言和方法仍旧闪着智慧的光芒。如尊重孩子的穿衣选择，请多抚摸你的孩子，听一听宝宝的心里话等，犹如我的妈妈在我耳边经常唠叨那样，非常亲切，让我时常警醒自己。

——苏茜（2岁半男孩的妈妈）

做了外婆还得看的书

真的很感激这本书。没想到我这个自认为有一定育儿经验的外婆还有很多不足的地方（我的2个女儿都很优秀）。之前我一直认为，对孩子的音乐教育越早越好，教育孩子的主要责任在妈妈等，这些观念都是极端错误的。我现在开始用心地尝试着使用书中介绍的方法，因为我还承担着教育我2个外孙的“重担”呢！

——苏外婆（58岁）

相见恨晚的书

把这本书买回来后，一口气就看了下去。有插图，有互动，有分析，有举例，鞭辟入里。不怕你意识不到问题的存在，也不怕你为人父母者学不会，所有该讨论该解决的，这本书几乎都想到了，读来让人相见恨晚！我是和我老婆一起分享这本书的。

—— 老王（2个月孩子的爸爸）

父母必读的书

我觉得这是一本对于已经怀孕的女性或者生育的人非常有用的书。看完这本书后，它为我的生活带来了很大的帮助。现在，我总是向我的朋友中妈妈级的人推荐这本书，她们都觉得很受用。希望您也能读一读，并成为一位明智的妈妈。

——Anma8

把我的经验献给年轻的妈妈

母亲怀抱中安静的婴儿，杂志上父母凝视宝宝的照片，以及橱窗里摆放着的小小的衣服，都足够让准妈妈沉浸在幸福当中。但一旦经历过分娩之痛，粉红色的梦就会逐渐褪色。

宝宝不是杂志上的那个笑吟吟的乖孩子，他们不是哭个没完没了，就是变成不分昼夜只想玩个痛快的“小暴君”。疲劳像汹涌的波涛一样袭击着你，那种只想睡觉的感觉让你难受。也许你会想，孩子稍微长大一些就会好起来的，可完完全全的和平好像总是不太愿意降临到你身边似的。

养育宝宝确实不是一件容易的事。虽然我本科和研究生阶段学的是幼儿教育专业，而且是当了3年的幼儿园老师后才生了第一个孩子，但养育起孩子来依然是那么难，那么陌生，头脑里全是理论，却不知道该怎么应用到实践中去。而且在养育三个孩子的过程中，我才发现很多育儿理论对母亲的要求是非常荒唐的。我认为母亲最需要的是能分担痛苦的人，而不是一味的责怪。这就需要有一位养育过孩子的人把理论知识和实践经验相结合，写一本简明易懂的关于育儿方法的图书。那些粉红色的梦或宏观的理论是无法让孩子和母亲幸福的。再好的理论也需要在育儿过程中加以实践，无法应用于生活中的理论无疑是死理论。

《100年也不过时的育儿智慧》这本书并没有提出别出心裁的幼儿教育新理论，它只是一位攻读幼儿教育的母亲把理论应用于实践，再把自己的这些实践经验与年轻妈妈分享的一种努力而已。这本书里的实例都是在我的家庭和我的周围实际发生过的。

养育孩子的过程并非一直都是痛苦和辛劳的。当你把每个孩子都当成宝贝，体验其中喜怒哀乐的滋味时，可以加深对人生的理解，你将会变得更成熟，所以说，结婚的意义不仅仅在于生育孩子，更重要的是孩子会把你历练得更成熟。

谨将此书献给将与孩子一起成长的母亲们。同时向为本书的出版给予无私帮助的“泉水边”出版社的各位员工表示诚挚的谢意，还有向我的父母和我的丈夫李贤浩教授以及我的三个女儿表示感谢。

1980 年 6 月

李元宁（中央大学幼儿教育专业教授）

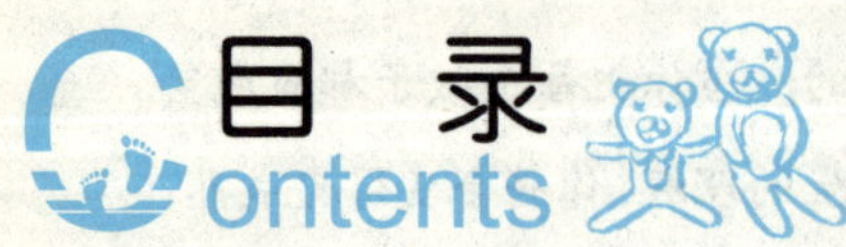

目录 Contents

孩子和画 / 109

学会“我”的概念——群体性发育 / 121

玩是孩子最重要的事业 / 141

孩子在生活里都能学到什么？

骂声中成长的孩子学会诽谤别人；

憎恨中成长的孩子学会打架；

恐惧中成长的孩子学会不安；

同情中成长的孩子学会自我怜悯；

嘲笑中成长的孩子学会耻辱；

嫉妒中成长的孩子学会猜忌；

羞愧感中成长的孩子学会自责；

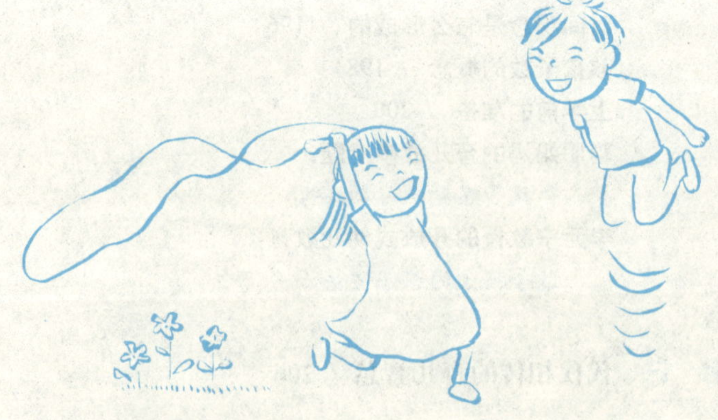

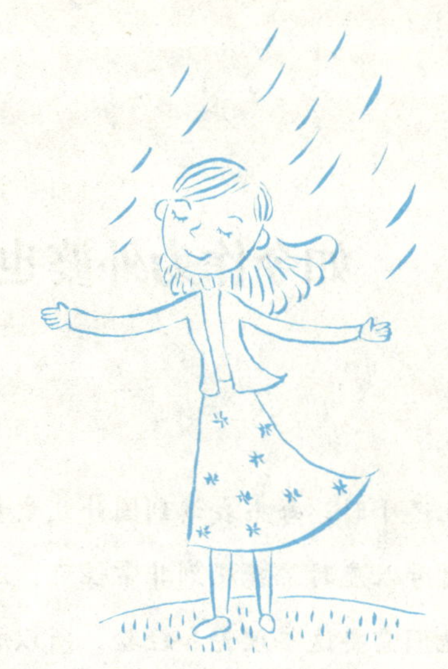

鼓励中成长的孩子学会信任；

宽容中成长的孩子学会忍耐；

称赞中成长的孩子学会感恩；

包容中成长的孩子学会关爱；

许诺中成长的孩子学会自爱；

认同中成长的孩子学会设定目标；

诚恳中成长的孩子学会真诚；

公正中成长的孩子拥有正义感；

关怀中成长的孩子学会尊重别人；

稳定感中成长的孩子学会信任朋友；

舒适的环境中成长的孩子知道人间的美好。

——Dorothy Law Nolte

如今作为外婆也必须读的书

三个女儿还小时，每当我读到国外儿童教育类图书里一些理论和研究结果跟现实都能对号入座时，就感到非常惊奇，这太神奇了！我很想跟年轻的妈妈分享这些，她们需要这些理论和经验。所以我就废寝忘食地写呀、写呀……

《为了年轻的妈妈》第一次出版是在1980年，一晃过了20多年，期间总统都换了5任，国民学校的名称也改为初等学校了。5周岁以上的儿童可以接受政府的免费教育，甚至低收入家庭的3～4岁孩子都可以接受免费教育。对我个人来讲，三个女儿都已长大成人，并且已经结婚生子，我现在又是另外三个孩子的外婆了，大女儿家的大孩子在读小学，老二上幼儿园，老三刚学会走路。这和我以前写《为了年轻的妈妈》这本书时的情况相仿。

现在的孩子比以前的孩子教育起来更费劲，而且现在的年轻妈妈也更重视孩子的自我发展。但父母往往把孩子托付到幼儿教育机构或学习班，就知道自己在外面忙碌着，却不关心孩子都在想什么。

虽然有这么多的变化，但我发现《为了年轻的妈妈》这本书里收录的许多事例照样会出现在我的外孙身上。由此我意识到，重要的育儿原则是不管过了3年还是100年都不会变的。

趴在饭桌上画画的3周岁的俊基说画不了了，比他大26个月的多英就鼓励他说："没关系的，外婆不会说你，你就随便画吧，只要认真就行。"听着他们俩的对话，我由衷地认为，"在尊重孩子的自我意识的同时，让孩子明白什么是该做的，什么是不该做的"是年轻父母在家庭教育中必不可少的任务。对此，本书可以充分发挥指导作用。特别是现在的年轻父母一般都与长辈分开过，这样就很难从长辈那里学到育儿常识，年轻父母可能会走不少弯路，而且现在有些长辈也把实现自我放在首位，年轻的父母无处求教，这时就更需要一本优秀的育儿图书来帮助他们了。所以我打算重新整理《为了年轻的妈妈》这本书，书名改为《100年也不过时的育儿智慧》。

我想号召所有人："抚育婴幼儿期的孩子一定要全力以赴。"不管是爷爷奶奶还是爸爸妈妈，只有大人努力了才能让孩子茁壮成长。我这么说，年轻人也许会说："这不是让我们跟老人一起生活吗？我不愿意。"而老人也会说："自己的孩子应该自己养，凭什么要让我养？"但总得有人作出牺牲。孩子需要大人的这种牺牲。有被牺牲的一代，孩子才能健康成长。

孩子没学会走路时需要有人抱他；孩子想知道某种事情时需要有人耐心亲切地告诉他；孩子打扰别人时需要有人在旁边制止他，告诉他什么是正确的行为；而当孩子孤独时，需要有人陪伴他，关爱他。

经过这样的婴幼儿时期，大人可能累得腰都弯了，与朋友闲聊的机会也没有了。但孩子会用他们的爱来报答爷爷奶奶，父母会因看到孩子成长为生机勃勃、心地善良的人而感到欣慰。大人应该精心照顾孩子，也许孩子长大以后不一定感激你，但作为父母必须给孩子以关爱，为孩子多花些时间，这样他们才能成为对社会有用的人，成为懂得爱护自己、爱护别人的人。

我的女儿考上大学后曾跟我说过："妈妈，我的朋友当中有的人很讨厌他们的妈妈，所以想早点结婚。""我的妈妈多好啊！""妈妈，谢谢你，我很高兴是你的女儿。"听到这些话，我顿时觉得过去养育孩子时的种种辛劳都算不了什么。当然，没听到"讨厌妈妈"或"不想当妈妈的女儿"等话也算是很值得庆幸了。

当我们渐渐老去时，看着幸福成长的子女会感到"我这一生当中做得最棒的事情就是养育儿女"。我们能给这个世界留下的不是自己的名字，而是我们的孩子。

2006年8月

李元宁

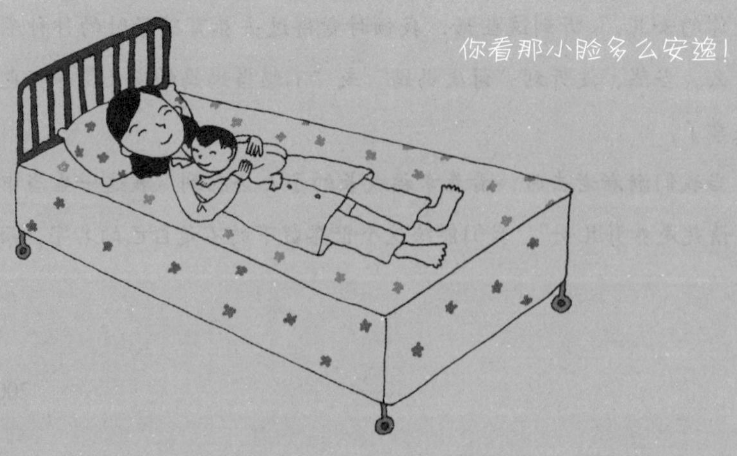
哇！这孩子哭也不哭一声？
真乖！
你看那小脸多么安逸！

第1章

宝宝的诞生

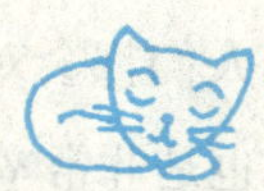

一个孩子什么时候最需要妈妈温暖的双手？呱呱坠地的时候！初生婴儿要适应子宫外纷纷扰扰的世界，就需要听到在子宫内熟悉的妈妈的心跳声，还需要在妈妈温暖的怀抱里感受她亲切的声音。

人生的第一步非常重要。在婴儿时期感受到安定和信赖的孩子，将来会充满激情地去探索这个世界。现在，我们就从孩子出生时开始正确引导他们吧。

自然的分娩，完美的出生

世界上每天都有很多婴儿出生。为了宝宝的出世，妈妈要经历十月怀胎的妊娠反应和揪心的分娩之痛。宝宝虽然可爱，但生产过程却很痛苦，因而妈妈无形中会觉得自己对宝宝的付出是非常巨大的。

就像妈妈为宝宝的出世要付出很多一样，宝宝在出生过程中也要承受巨大的痛苦。这是最近才被人们所认可的。刚出生的婴儿哭得很厉害，而且还会皱眉头，在过去的几千年里，人们理所当然地认为婴儿的出世就该如此。

在子宫内能听、能看的婴儿忽然要用头顶着狭窄的产道出来，还要从温暖的羊水中一下子来到温度迥然不同的外部环境中，从妈妈安静的肚子里一下子暴露在各种噪音中，大夫和护士们的说话声对初生宝宝来说无疑是震耳欲聋的。

人们都会对产妇说“辛苦了”之类的话，但很少有人想到，为了出生，婴儿也是非常辛苦的。“出生”一直是以大人为主而进行的。

法国妇产科大夫勒博耶 (Leboyer) 以“从宝宝的角度帮助分娩”为着眼点，布置产室时把灯光调暗，把机器声和大人说话声音降低，宝宝出生以后不安急于剪断脐带，而是让宝宝先静静地听听妈妈的心跳声，剪断脐带后再把宝宝反复放进和羊水温度差不多的水里，让宝宝慢慢适应外部环境，还有就是**不让宝宝独自呆在婴儿室里，而是和妈妈待在一起，听听妈妈的呼吸声和心跳声。**得到这种关怀的宝宝表情一般都很安逸，还会睁大眼睛“探索”周围的世界。

刚出生的宝宝之所以大声哭泣是因为刚从安静、温暖的环境中突然来到

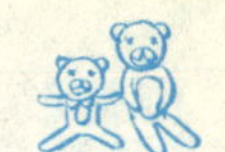

世界上，被冷空气包围着，还要忍受大人“粗暴”的爱抚。因为婴儿无法用语言表达，所以只好以大声哭泣来表达心中的不安。

1977 年德国的马日罗对将要流产的胎儿进行了摄影，结果拍摄到 9 周大的胎儿为挡住闪光灯而抬胳膊遮眼睛的动作。婴儿出生时已经具备了适应光和声音的能力，但如果环境不好身心就会萎缩，不愿意探索周围的环境。

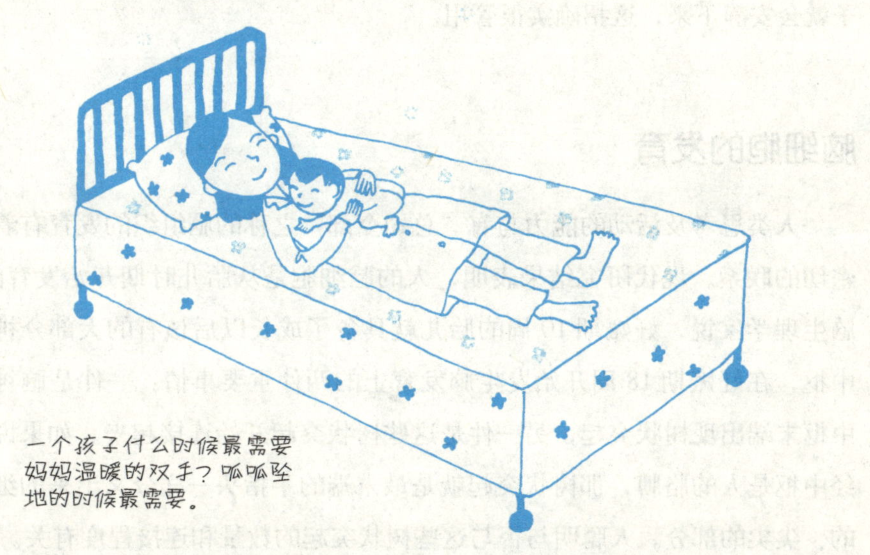

一个孩子什么时候最需要妈妈温暖的双手？呱呱坠地的时候最需要。

人生的第一步非常重要。**在婴儿时期感受到安定和信赖的孩子，将来会充满激情地去探索这个世界。**现在，我们就从孩子出生时开始正确引导他们吧。摒弃过去因无知而推崇的粗暴的分娩方法，打开崭新的“无暴力出生”之门。如果让孩子的出世真正成为人生道路上最好的出发点，那么心理学家们所说的“出生的悲剧”就会减少很多。

这样看来，过去我们的妈妈在家里分娩后，把孩子放在身边，就是一种非常明智的做法。现在，越大的医院越会把宝宝放在新生儿室里，三天都不让他们和妈妈接触，护士也不可能把每个孩子都照顾得特别仔细。所以，初生的宝宝要适应这个世界也越来越不容易了。而且现在很多人都嫌在家里坐月子太麻烦，更愿意在产后疗养院里待一个月。这样一来，宝宝只好又呆在新生儿室里。据说这样是为了能让产妇好好地休息，但这不也是以大人为主的想法吗？

一个孩子什么时候最需要妈妈温暖的双手？呱呱坠地的时候最需要！因为初生婴儿要适应子宫外面纷纷扰扰的环境，就需要听一听在子宫内熟悉的妈妈的心跳声，还需要在妈妈温暖的怀抱里感受她亲切的声音。

在婴儿哭泣的时候，把他放到妈妈左边的胸前，轻轻地拍拍孩子，孩子就会安静下来，这招确实很管用。

脑细胞的发育

人类思考及活动的能力与有“总司令部”之称的脑组织的发育有着很密切的联系。现代研究结果表明，人的脑细胞是从胎儿时期开始发育的。脑生理学家说，妊娠期 10 周的胎儿就具备了成长以后该有的大部分神经中枢，在妊娠期 18 周开始发生脑发育上的两件重要事情：一件是脑神经中枢末端出现树状突起，另一件是这些树状突起开始连接起来。如果说神经中枢是人的胳膊，那树状突起就是最末端的手指头一样分叉出来的细细的、尖尖的部分。人聪明与否与这些树状突起的数量和连接程度有关。

纵观人的一生，脑细胞的发育速度从妊娠期 18 周开始到 2 岁左右是最快的，其次是 2 岁到 4 岁，7 周岁以后就很难再期待脑细胞自身的发育。

蛋白质的摄取和适当的刺激是帮助脑细胞发育的重要因素。肉类、鱼类和豆类等食品里含有丰富的蛋白质。

墨西哥某个村落的村民世代饱受营养失调之苦，整个村子里的人都有些傻乎乎的。有个营养学家把这个村落里的孕妇分成两组，让一组孕妇好好调养，另一组则听之任之。结果孩子出生时头部的大小就不一样，好好调养的孕妇生出来的孩子，在成长过程中比另一组孕妇所生孩子的成长速

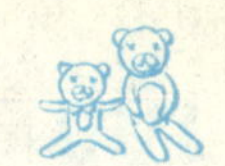

度要快得多，而且在学会说话后他们的词汇量更丰富，好奇心更强，整个人更加有活力。

营养学家还用小白鼠做实验。把刚出生的小白鼠分成两组并供给它们同样的营养素，一组是直接供给，另一组则让小白鼠在迷宫中找到出路后才能吃到食物。也就是说一组的小白鼠是被动接受食物，另一组是主动寻找食物。一段时间后，营养学家把这些小白鼠的大脑进行了解剖，结果发现被动接受食物的小白鼠的脑细胞数只是主动寻找食物的小白鼠的 1/3。自己努力解决问题的过程虽然艰难，但对脑细胞的发育很有好处。

胎儿时期和婴幼儿时期脑细胞发育非常迅速，因此应该让孩子摄取充分的营养，同时让孩子探索周围的环境，满足其好奇心，让孩子有机会自己解决问题。1970 年，脑生理学家们的各种研究非常活跃。1964 年，专门研究儿童智力发育的美国教育心理学家布鲁姆 (Bloom) 发表了非常重要的研究成果。他专门研究人类从幼儿时期到 17 岁为止的智力在哪个阶段发育得更迅速，什么情况下发育得更好等内容。他说假定一个人 17 岁时的智力是 100% 的话，4 周岁以前发育 50%， 到 8 周岁再发育 30%，从 8 周岁到 17 周岁只发育 20%。

布鲁姆还说，**在智力发育中稳定的情绪非常重要，这比让孩子接受背诵等注入式的智力发育训练更为有效。**他强调，单纯地背诵某特定事物之前，应该先让孩子以好奇的心态观察周围发生的事情，倾听别人谈话，这很重要。

布鲁姆的研究与脑生理学家们相比，虽然研究领域和所处的时代都不同，但结果却有着相同之处。从教育心理学角度出发，布鲁姆的“人的智力 4 周岁以前发育 50%”的观点与脑生理学家们在研究中得出的“4 周岁以前是人大脑发育的最快时期”的结论相同。综合这些，我们可以得出：应该好好把握大脑发育最活跃的时期，给孩子提供良好的成长环境，同时给予孩子充分探索周围事物的机会。脑生理学家们还提出“小时候在大脑发育时期，因营养失调或没有得到足够的外界刺激而没发育好的智力以后不会再发育”的悲观观点。

社会团体和政府应该关心那些因贫穷而无法摄取足够蛋白质的孕产妇，这是培养健康国民的捷径；而富裕阶层应注意，**不要让婴幼儿受到过分的保护，那很容易剥夺孩子探索的热情和解决问题的能力。**

因贫困而造成营养不良，从而导致成长发育的缺陷，是我们在进行幼儿教育之前应该解决的根本问题。

有些家庭考虑在孩子上学前买房子，因此日子过得比较拮据，但是孩子小的时候如果没有摄取充分的营养，会直接影响智力发育。希望一心想着存钱的家长们能好好考虑一下。

婴儿也会学习

我曾在一本心理学书上看到过这样一张有趣的照片，一位老爷爷身后跟着一群排着队的小鸭子。

照片中这位老爷爷是奥地利动物学家洛伦茨 (Lorentz)，他主要研究鸟类的“母亲印刻期”这一现象。他发现鸟类在刚出生时的经历会对它后来的成长留下深刻的烙印。实验室里孵化出来的小鸭子总是跟着他走，他走到哪儿，小鸭子就跟到哪儿，母鸭子孵出的小鸭子却不跟着他走。小鸭子刚孵化出来时，眼睛首先看到的移动物体会给它留下深刻的印象。

通过这个发现洛伦茨又做了一系列的实验。首先他用木头雕刻了一只公鸭子，小鸭子孵化出来后他就用木头公鸭围着小鸭转来转去，还用扩音器反复播放公鸭子的声音。过了一段时间，他把小鸭子放养到池塘边，这些从实验室里孵化出来的小鸭子就乖乖地跟着一只公鸭子走了。

后来，有个叫赫斯 (Hess) 的人让他的女学生孵化小鸭子，让孵化出来的小鸭子只看到她，接着又孵化了一只鹌鹑，这次让鹌鹑只看到小鸭子。结果，校园里出现了一道特殊的风景：女学生走在前面，小鸭子跟在后面，而小鸭子后面又跟着鹌鹑。在决定性的时刻，小鸭子是把女学生当成母亲来接受，同样，鹌鹑又把小鸭子当成了母亲。

有些学者认为：人虽然不像小鸟或小狗那样单纯，但也有决定性的

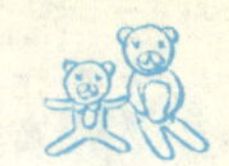

时期。人生的早期经验同样会深刻地印刻在脑海里，对整个成长过程都会产生影响。哈佛大学的怀特 (White) 博士和专门研究新生儿的专家鲍尔 (Bower) 认为人在婴幼儿时期学到的东西最多，而且这个时期印刻在脑海里的早期经验会影响到他今后的人生。

一天闭着眼睛睡 20 个小时的婴儿能理解什么？一直以来我们都被这种想法支配着，认为只有不闹的孩子才是最乖的，但现在研究婴儿发育过程的学者们却改变了看法。以前人们认为婴儿在出生后的 18 个月里是毫无能力的，现在却发现这个时期的婴儿其实有不少能力，虽然他们没有像成人一样的综合分析能力，但有着比我们想象中多得多的能力，并且会利用这些能力来领会生存的方法。

怀特博士认为决策者和社会成员们现在正浪费着非常重要的人力资源。这里他所说的资源指的婴儿。怀特博士认为，包括发达国家在内的各国政府对教育投入了巨额资金却得不到相应的回报，如果政府和社会把现在投入到教育里的时间和精力以及资金投入到 6 岁以下婴幼儿的教育里，也许会有更好的效果。每个人都有形成能力基础的决定性时期，而这个决定性时期就是人从出生到上学之前的这段时间。

怀特博士从事了近 20 年的婴幼儿研究。他曾经把 6 岁、3 岁和 2 岁的孩子分为聪明部分和普通部分，然后把 6 岁的聪明孩子和 3 岁的聪明孩子相比较，发现他们的聪明程度是一致的，再把 3 岁的聪明孩子和 2 岁的聪明孩子相比较，发现他们的聪明程度也是一致的。怀特博士对这种研究结果感到非常惊奇，于是开始留心观察新生婴儿的成长过程，发现婴儿在出生 10 个月以后其聪明程度开始出现个体差异，18 个月以后婴儿聪明程度的变化也就结束了。也就是说，情绪的稳定和有能力与否是有决定性时期的。

也许你会认为与刚出生就能行走、寻找食物的动物幼崽相比，人类的婴儿是无能的，其实这只是大人没能仔细地观察婴儿才会产生的想法。因为没能看到宝宝的能力而无法成为宝宝的游戏伙伴，更不会和宝宝对话。

如果我们能看到婴儿的能力就能更好地开发婴儿的智力，就像在春天里帮苗木扎根土壤中一样帮助孩子成长。在孩子最需要父母影响和帮助的时期去关怀他是引导他好好成长的基础，婴儿也会学习，也许在婴儿时期能够学到的是最多的。

在婴幼儿的成长过程中，培养其仁爱之心、稳定的情绪、直面人生的态度和基本的道德素质是非常重要的。有些父母一心想好好培养孩子，却根本不考虑孩子的兴趣和正处于什么样的发育阶段，过分勉强孩子，这样只能适得其反。跟大人一样，孩子在感到吃力时就会放弃学习。

宝宝会学习，但只有在内心感到安定的情况下才会有自信心，并且在自己想学的时候才会学得最好。

早期音乐教育适合每个孩子吗

“安静点，不要吵醒宝宝。”这在美国被认为是废话。有3个孩子的艾伦认为婴儿的听力不是很好，所以在宝宝睡觉时根本用不着强调安静。那么婴儿到底能不能听到声音呢？

美国的音乐感受性启迪专家戈登(Gordon)认为，人从婴儿时期就应开始培养对音乐的感受性。让孩子反复听适合婴幼儿水平的音律和节拍，孩子就能自然而然地理解音乐，并且可以在听不到音乐的空间里想象音乐，再现音乐。这也可以理解为在进行具体的音乐教育之前，比如学习钢琴或小提琴等乐器之前，先培养他们喜好音乐的心理基础。

现在社会上流行的早期特长教育需要我们好好反省一下。只有在孩子已经具备了接受音乐教育的心理条件时，这种音乐特长教育才会有效果。如果强行让一个没有心理准备的孩子接受音乐教育，他将会永远讨厌音乐。

有一位妈妈为了让上小学的女儿能在钢琴比赛上获得好成绩，就强迫她整个暑假都要练琴。结果，虽然获得了特等奖，但孩子却不再弹琴了。对这个女儿，妈妈毫无办法。如果父母让孩子接受音乐教育的目的只是想让孩子将来在感到幸福时，闲暇时，能用琴声表达内心感受，就不要这样狠心强迫孩子练琴了。

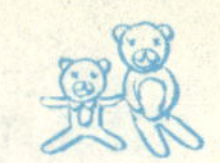

被派遣到新西兰的一位外交官家里也出现过类似的情况。在回国的前一年，他们把 5 岁的女儿送到当地一家非常有名的音乐学校，让孩子学习弹钢琴。看着孩子每天高高兴兴地从音乐学校里回来，妈妈就怀着期待的心情让孩子弹钢琴给她听，但孩子每次不是说“今天练习唱歌了”就是说“今天打鼓了”“今天拍手了”…… 妈妈很着急，在回国前 2 个月左右，她实在忍不住去问音乐学院的老师，到底什么时候能学弹琴。老师说：“弹钢琴不是技术，不喜欢音乐的人根本没有必要学习它。您家的孩子没有节拍感、乐感，怎么能学好钢琴呢？”结果那个孩子到回国时也没有摸过琴键。

不要因为父母的强迫或错误的教育方法，让一个原本只要经过培养就能开花结果的幼苗过早凋谢掉。

说话时与孩子平视

假如给出生一个月的宝宝挂上一个有音乐的转动玩具，你就会发现宝宝的眼神虽然反应不是很灵敏，但还是会随着玩具转来转去，而且手脚也会随着玩具上转来转去的各种颜色来回舞动。有一次外婆抱着两个月大的俞真吃饭，孩子的眼神就能在饭碗和外婆的嘴之间来回转动。好好观察宝宝，你就会发现他们也在非常认真地观察自己周围发生的事情。

以前，我们想当然地认为刚出生的孩子不会看，希望他安安静静地躺着。这是因为大人没有发现宝宝会看这一事实。

如果宝宝从床上掉下来，大人会以为那是宝宝看不出高度的缘故。其实不然，那是因为孩子想避开但因为头太重无法平衡身体，或者错过了往后退的有利时间。

美国心理学家吉布森 (Gibson) 和沃克 (Walker) 认为宝宝从会爬开始就已经对高度有了一定的认知。

他们在两个高点之间制作了一个视觉上的“绝壁”，上面铺好玻璃，然后把宝宝放在上面。虽然没有掉下去的危险，但宝宝还是没有向另一边正在呼唤他的妈妈爬去。

所以说不能一味地认为"不闹的孩子"才是好孩子。孩子之所以不闹可能是因为周围实在没有什么可看的，或者是因为没有好奇心，或者是因为再怎么闹也不能起引大人的关注而放弃的一种行为。

可以在宝宝的周围贴上各种颜色的图片，也可以用有漂亮图案的布做成小被子，或者在宝宝的眼前挂上一些漂亮的玩具，而且要经常更换，这样宝宝就有东西可以看了。婴儿是可以看的，只是没有像成人那样的综合分析能力。

婴幼儿听的能力和看的能力超乎我们的想象，并且他们能形成自己独特的认知结构。所以说，父母在对待婴幼儿时一定要认同他们这方面的能力，进而让宝宝体验到各种适合婴幼儿的事物。

美国的心理学家沃森 (Watson) 在观察了婴幼儿的反应后得出结论：大人与孩子平视的时候，心灵的交流效果最为显著。当爸爸妈妈以平视的角度抱着出生 14 个月的宝宝时，其反应比以 90 度角抱着的时候亲热 2 倍。与宝宝平视，并看着宝宝的眼睛说话的技巧不仅适合婴儿，而且也适合上幼儿园的孩子。大人的身材原本就比孩子高，如果再俯视孩子并与其谈话，那谁都不会喜欢。

有一次一位未婚女性对我说："我很喜欢我的侄子，可是每次我要接近他，他就大喊我是'大象'，这真让人伤心。"在一个 3 周岁的孩子眼里，没有俯下身来并且说话不太亲切的姑姑可能就像恐怖的大象，有时候还会因为害怕这样的姑姑而放声大哭呢。

美国有一位建筑师在设计幼儿园的时候坐在地板上，从孩子的高度仔细观察了周围，再开始进行相关的设计工作。我觉得他的这种做法是很专业的。在孩子的眼光所不能及的高度上贴各种照片或展示物品是根本不为孩子着想的做法，把孩子在幼儿园或小学里画的图画贴到家里与孩子视线平行的墙壁上，孩子会觉得父母尊重自己，这样做能够增强孩子的自信心。

与刚出生的宝宝交流时一定要把孩子抱到与大人的眼睛平视的高度上，而与上幼儿园的孩子交流时大人则可以单膝跪下，这样我们就可以更好地与孩子进行心灵的交流。

宝宝，妈妈在这儿，快过来呀！
会爬的孩子能领会高度的概念。

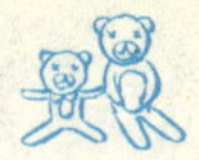

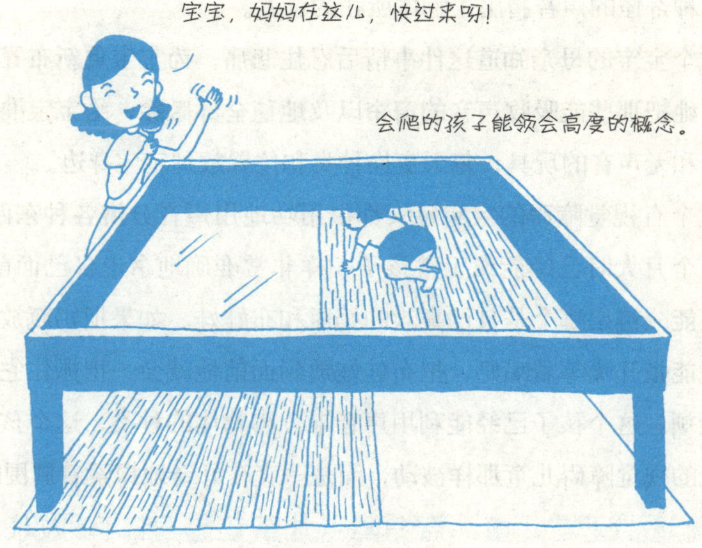

有视力障碍的婴儿和环境

并不是世上所有宝宝出生时都是正常的，有的宝宝身体有残疾，有的宝宝智力有障碍。残疾宝宝的出生不完全是父母的过错，而孩子则更是无辜的。

有一次我访问因先天性脑麻痹而腿脚不方便的孩子，看着他们艰难地练习走路，那种心痛的感觉直到现在也无法忘记。那里的一位老师说："年龄越大，学习走路就越困难。要是能早一点开始就好了。"那些带着先天性残疾出生的孩子除了要忍受身体上的残疾外，还要忍受来自父母的压力。有的父母会觉得丢脸，还有的父母会觉得羞愧，这都有可能让孩子的心灵受到创伤，这样即使连天生的才能也会被践踏掉。

美国婴儿心理学专家鲍尔在一次观察一个有视觉障碍的宝宝时发现，宝宝能用嘴唇和舌头发出奇怪的"踢踢"声。经过反复观察和研究，鲍尔终于明白这个有视觉障碍的婴儿能利用声音的反射分辨物体的位置。于是鲍尔把一个玩具娃娃举到宝宝面前，宝宝就用嘴唇和舌头发出"踢踢"的声音，然后把头转向玩具娃娃所在的位置。鲍尔换了一次位置，宝宝还是通过这种奇怪的声音猜出了物体所在的位置。

这个宝宝的母亲知道这件事情后忍住悲痛，为宝宝重新布置了家里的环境。她把那些能吸收声音的窗帘以及地毯全部撤除，给宝宝准备了各种有声音和无声音的玩具，每天变换种类和位置放到宝宝身边。

这个有视觉障碍的宝宝每天都很用功地用声音分辨各种东西的位置。在他 6 个月大时已经能像正常孩子一样非常准确地拿走自己面前的东西，而且还能分辨出哪个是自己喜欢的奶瓶和布娃娃。如果把奶瓶放到孩子面前他就能张开嘴等着喝奶，把布娃娃放到面前他就会一把抓住它，用它摩挲着脸颊。这个孩子已经能利用声音来分辨物体的种类。这个孩子并没有像其他的视觉障碍儿童那样被动，而是一直在好奇地探索着周围的世界。

无论是正常儿童、智力障碍儿童还是身体有残疾的儿童都应该拥有能最大限度地展示自己天赋的机会。无论是牵牛花还是向日葵，无论其花籽大小不都可以开花吗？

例如，对于腿脚不方便的孩子，可以让他拥有“我虽然不能像别的孩子那样走路，但我画画不错”的自信心，有这种自信心的孩子就会非常努力地去画画。作为父母，很想为孩子做点什么，但又因为害怕别人异样的目光而不能有所作为，而持消极的态度。改变社会风气需要每个人、每个家庭都付出努力，每对父母也需要有正面挑战的勇气。

我曾访问过一个特殊家庭。当时他们 6 岁的孩子因为患脑麻痹症而腿脚不方便。在孩子满 1 周岁后仍不能走路的情况下，他们带孩子去医院检查，被告知是脑麻痹。夫妇俩并没有因此而感到沮丧，而是每天坚持给孩子的腿做 1 小时的按摩。夫妇俩并没有因为每天给孩子按摩而抱怨什么，反而因觉得能为孩子做事情而感到高兴；他们更没有因家里有残疾孩子而感到丢脸，反而为孩子能够健康生活着而感到庆幸。这样的态度真是让人肃然起敬。

最终这对夫妇培养出一个在幼儿园里能大胆发言的活泼孩子。这个孩子也从不因自己的残疾而感到丢脸，他不会一个人藏在角落里皱眉头，而

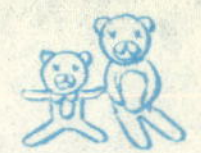

是跌倒了就马上爬起来，继续参加活动。现在这个孩子已长大成人，在美国学习神学后回国从事教会工作。

鲍尔说，即便是先天性痴呆儿，如果从婴儿时期就开始给予他各方面的探索机会，也会比没有这种机会的孩子在各方面都发展得更快。

残疾人是不幸的，但如果因为某个方面有残疾而让他的其他天赋随之凋零那将是更大的不幸。我们应该帮助这些残疾孩子，培养他们不怕困难、克服困难的心理。

五音不全的妈妈也要给孩子唱歌

有一次，我抱着刚出生两个月的小女儿看电视。刚好电视里播放某公司的广告，画面是小兔子边打鼓边唱歌，宝宝看着看着就咯咯地笑起来。后来每次播放这个广告时宝宝都会笑个不停。我当时为一个出生刚两个月的婴儿就能分辨出愉悦的声音而感到惊奇。

心理学家沃特海默 (Wertheimer) 曾经针对初生婴儿做过听力实验。他在分娩室里把手表交替放到婴儿的左边和右边。把手表放到左边，孩子就会把头转到左边，放到右边，他就会把头扭到右边，并且眼睛也跟着转动，希望看到东西。

日本的妇产科大夫和美国的一些专家们曾经给刚出生后哭泣的婴儿听录好了的胎内音，结果不久婴儿就能安然入睡。专家们认为这是因为婴儿在妈妈体内时听过胎内声音的缘故。这也足够证明胎儿是可以听到声音的。

婴儿虽然不会说话，但只要听到妈妈用愉快的声音说话或唱歌，听到音乐，他们就会以自己独特的方式积累着知识。但妈妈也不能一天24小时都播放音乐，这样孩子容易失去兴趣，也有可能干脆漠视音乐。在宝宝醒着时，变换招数为他改变环境才是最好的方法。

爸爸妈妈唱的摇篮曲、朗诵的童诗都能让孩子充实自己。有人认为自己五音不全，或是歌唱得不太好而不愿意给孩子唱歌，但并不是只有歌唱家才有给孩子唱歌的特权，孩子更喜欢妈妈哼的那种传统小调。

比如，“小狗，小狗，不要叫；小鸡，小鸡，不要叫，宝宝要睡觉”。孩子就喜欢类似这样的小调，反而不喜欢扯起嗓子唱的“睡吧，睡吧，我心爱的……”这样的摇篮曲。光是从这点就能看出以前人们的智慧。

幼儿教育是夯实孩子心灵的基础工程

建高楼大厦的地基一定要牢固。如果因为基础工程费时费力而偷工减料，将来就很有可能引起一场灾难。

幼儿教育就像建高楼大厦的地基工程。如果没有在幼儿时期做好“烙印”到孩子脑海里的基础工作，那么将来孩子成长中出现难以挽回的错时，后悔都来不及了。

那么幼儿时期孩子的脑海里应该“烙印”一些什么东西呢?很多妈妈认为是识字、学算术、学英语。当然，孩子是该学一学数数，识字；但在观察了很多孩子的成长过程以后，我得出的结论是:“学习的心理准备”“不怕失误的心理”“克服困难，努力到最后的态度”“不轻言放弃的心理”和“关心别人的爱心”“懂得与身边的人相处,很好的合作”“懂得欣赏并真心赞美他人的成功”等更为重要。

一般的孩子只要有学习机会，都可以学到自己能力所及的知识，但如果是因为没有自信或是害怕失败而不敢学习新知识的话，即便在学校里成绩再好，长大以后还是很难有成就的。

在强迫孩子学习过程中，很多家长都不自觉地说过“花这么多钱，为什么不能好好学”“怎么？又只得了 90 分，这怎么行呢?你要得 100 分才可以”“你总是看着别人什么你也想学什么，真正让你学的时候又不好好学”等诸如此类的话，这很可能会在孩子的心灵里埋下“我太差了，这都学不会”“做错了妈妈会不会又怪我呢”；“做错了该怎么办呢”等心理阴影。这无疑是在捣毁“基础工程”，让孩子在心理阴影中不健康地成长。

幼儿时期只是一个开端，因此不需要孩子学习很多不适合其年龄阶段的东西。让孩子去体验一些能够获得自信的事情才是最重要的。

* 哇，真不错！

这次你已经来到
便桶旁边了！

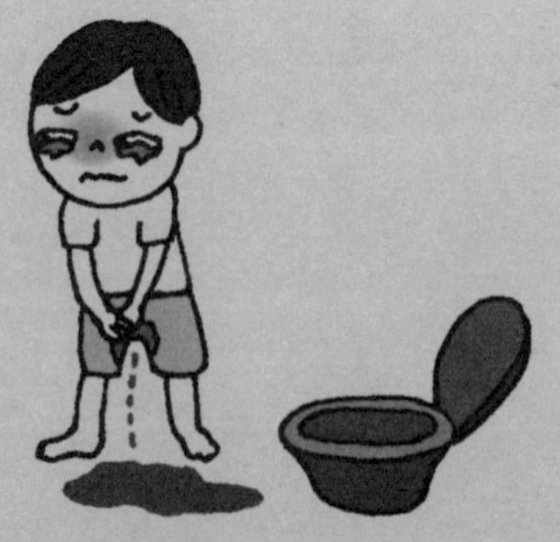

第2章

照顾宝宝

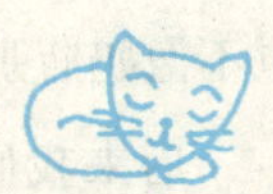

孩子自己穿衣服，如果搭配得好，细心的妈妈一定会借机夸奖孩子："今天你穿的衣服颜色搭配的真好。"即使搭配得不好，也不要指责孩子，只会问孩子为什么要穿成那样，如果孩子能说出他的理由，就让孩子继续穿着；即便妈妈没有责怪，孩子也会明白其中的道理。

“韩式幼儿教育”优于“西式幼儿教育”的诸多地方

给大女儿喂母乳后我得过乳腺炎，吃了不少苦，所以二女儿出生后我就考虑给孩子喂奶粉。当时大夫问我会不会后悔，我说不会。因为我想：喂奶粉时只要好好抱着孩子精心呵护她，会跟喂母乳差不多。于是大夫给我采取了回奶措施。

出院后，我刚抱着孩子喂奶粉时就后悔了，因为给孩子喂母乳时的那种感觉（打心底涌出的爱的感觉）与在手里拿着奶瓶给孩子时的感觉是截然不同的。看来造物主的安排并非毫无道理。

孩子在吸奶时最能感受到心灵的安定，并对妈妈产生信赖感。这时候孩子的安定感和信赖感会成为以后形成人格的基础。埃里克森 (Erikson) 认为，孩子通过吸奶可以满足吃的欲望；母亲的乳房也不像奶瓶那样是透明的，母亲不能清楚地知道孩子到底吸了多少。

后来我们采用西方育儿方法，按时给孩子喂奶，认为这样做才科学。但研究结果表明：过分按时喂奶的孩子在长大以后做什么都很被动，而且有很强的依赖性。每次怎么哭都不给奶喝，宝宝就会丧失主动性和探究性。现在专家们说，最好是宝宝什么时候想吃就什么时候喂，因为会有饥饿感的是孩子而不是时钟。

由此可以看出，我们的育儿方法在某些方面是优于西方的。不管是在市场上还是在公交车上我们都可以给孩子喂奶的妈妈。

总的来说，对 3 周岁以内的幼儿，传统意义上的教育方法比较好。而 3 周岁以上的幼儿教育方法就值得向西方借鉴。

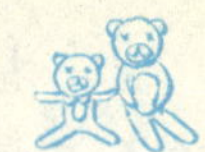

在驻韩美军幼儿园里当过多年幼儿教师的两位专家曾在 1970 年的一次公开讨论会上说："美国孩子在小事情上比韩国孩子更爱闹、更爱发牢骚。"他们说这些可能跟养育方法有关，并很想知道其中的原因。

那个时期牛奶很贵，韩国的妈妈只能给宝宝喂母乳，所以孩子跟妈妈待在一起的时间比较长，那时的孩子就有了心理稳定感。我认为 21 世纪初开始提倡给宝宝喂母乳是一件值得庆幸的事情。宝宝在吸奶的同时，还能跟妈妈形成亲密的关系，所以最起码在宝宝 6 个月前由妈妈亲自带比较好。

在我们的育儿方法中最不应该丢弃的就是父母跟孩子一起睡觉的习惯。当然，如果孩子大了还和父母一起睡的话，可能会对孩子的性教育产生不良的影响，但对于刚出生的宝宝来说，由大人陪着睡还是较为妥当。因为孩子就在身旁，不管他听不听，我们都可以跟宝宝说话，而且宝宝的每一个小动作我们都可以马上做出相应的反应，这样父母与孩子的关系才会更加密切。

韩国人习惯在地板上铺褥子睡觉，这样方便大人看到孩子的脸，也可以眼睛对眼睛，这是非常好的。即便是睡床也应该把摇篮放在父母的卧室里，这样就可以根据孩子的情况迅速做出相应的反应。

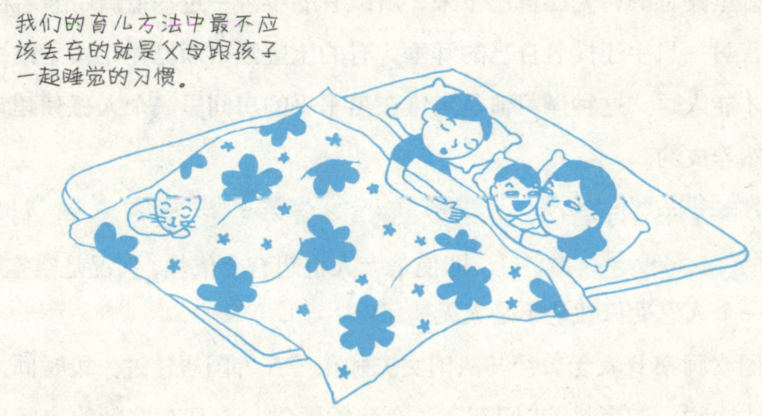

旧金山是我去美国留学时到的第一个大城市。在去西雅图之前，我有机会访问了当地的上流社会家庭。当时并不是对方邀请我，我是跟着在他们家里做计时保姆的高中同学去的。

这家主人虽然年轻，但因为继承了遗产，所以生活比较富裕。他们有一个刚满 1 岁的孩子，主人夫妇外出后我和同学带着宝宝玩得非常开心。但一到晚上 7 点，同学就从冰箱里拿出奶瓶，抱着宝宝进了一个房间。这个房间布置得非常舒适，角落里放着摇篮。只见同学把房间里的灯光调得很柔和，然后把孩子放进摇篮里让他躺下，并把那个冰凉的奶瓶放到孩子身边，说过晚安后就退了出来。

在韩国，我们认为幼儿就该和大人一起吃，一起睡，大人不能离开半步。当时刚从这种文化圈里出来两天的我完全不能理解这种做法，觉得太不可思议了。

我问她："宝宝会不会害怕？"同学说："美国人一开始就不跟孩子一起睡。"我接着说："既然宝宝的父母都出去了，我们就陪孩子多玩一会儿吧。"可我的同学说那是不可以的，因为宝宝的父母不愿意打破这种习惯。也许那个宝宝已经熟悉了这种生活吧，他不哭不闹地睡着了，也不知道喝没喝那瓶凉牛奶。

我们的宝宝半夜起来后可以随便下地，但西方就不一样，他们的孩子是在摇篮里睡觉的，无法自己下来，所以有的宝宝一进摇篮就啃着自己的手指头，另一只手还摸着自己的耳垂，有的宝宝则必须抓住小被子或抱着布娃娃才能入睡。这种怪习惯是宝宝在黑乎乎的房间里一个人孤独睡觉时自然而然养成的。

培养宝宝的独立性也需要时机，要等到宝宝已经有所准备才能开始，强迫是不行的。即使是大人也想有个依赖，何况是宝宝呢？让宝宝一个人忍受孤独是不是太无情了？！

韩国女画家 B 女士曾经与法国丈夫和孩子在韩国居住过一段时间。她的法国丈夫说："在韩国我们都在一个房间睡觉，而且在宽敞的房间里跟孩子一起玩耍做游戏。孩子更喜欢这里的生活。回国后我母亲肯定会说我

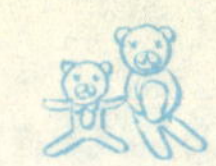

惯坏了孩子，但我觉得韩国的这种方式更好。”

现在受教育程度越高的人越喜欢给宝宝喝牛奶而不是喂母乳；更喜欢让宝宝在摇篮里睡，而不是在地板上铺褥子；更喜欢让宝宝坐婴儿车，而不是背着孩子。但事实已经证明，传统的育儿方法更利于维系孩子和父母之间的感情，虽然累一点，但和宝宝多做一些身体上的接触更容易增进彼此的感情交流。

如何断奶更有利于宝宝

喂母乳当然好，但应该喂到什么时候呢？因为喂母乳有很多好处，所以即便是宝宝在六七个月时使劲咬奶头，妈妈也得忍着。宝宝这时候虽然还没有出牙，但因为牙床痒会不自觉地咬奶头。以前我们的妈妈会轻轻地拍一下宝宝或是捏一下宝宝的鼻子来应付。

为了让孩子有心理上的信赖感，给孩子喂母乳是最好的，但在六七个月开始出牙后，就要着手做断奶的准备了。6 个月之前出牙的宝宝可以给他喝牛奶，一点一点地喂断奶食品。从来没喂过断奶食品的宝宝只因为咬了奶头就忽然断奶的话，他的心灵会受到双重伤害：一是吃不到好吃的母乳，二是亲爱的妈妈忽然大声吼他或打他。

性格的形成有 8 个阶段，其中第一阶段就是产生信赖感的阶段，宝宝是以咬奶头来解决牙床痒的问题，但这个问题还没解决，连填饱肚子的母乳也被夺走了，这不是双重痛苦吗？突然吃不上奶或挨打的话，宝宝会对父母产生不信任感。

除了这些心理因素之外，在营养学方面，断奶食品也是必不可少的。

假如宝宝不试着尝一尝别的食物，光吃母乳是不能均衡身体发育所需营养的，所以吃母乳的宝宝起码要用奶瓶喝点煮好后放凉了的大麦茶、牛奶或果汁，一天一次即可。

到了该吃断奶食品时，给宝宝喝点米汤，吃一点点蛋黄或切碎的蔬菜，可以让宝宝尝试各种食品。为了让宝宝长胖，在一开始就强迫他吃过多的断奶食品是折磨宝宝的行为。刚开始给宝宝喂断奶食品时，半茶匙分量最好，而且不要让宝宝一次吃好几种食品，开始时只吃两三种，等宝宝慢慢喜欢上断奶食品后再增加断奶食品的分量和种类。在这个过程中，宝宝脑海里开始印刻对各种食物的记忆，这样宝宝长大后就不会偏食了。市场上所卖的断奶食品中，用5种以上的食品调制出来的最好不要给宝宝吃。

宝宝满周岁后，可以给他吃些不太辣或不太咸的食品，如汤、米饭、切得细碎的烤肉等。有的妈妈总是催宝宝多吃点，特别是对独生子女或第一个孩子。可以理解那些花费心思、辛辛苦苦给宝宝做断奶食品的妈妈的心理，但妈妈也要明白宝宝的食量很小，强迫宝宝吃东西可能会让宝宝产生厌食心理。应该考虑到宝宝的胃口，该放弃的时候就得放弃。

宝宝出牙的时候因为牙床疼，一般都不爱吃东西，即便不爱吃断奶食品，也不要强迫他。建议妈妈把小勺放到冰箱里等凉了再给宝宝用，或是把奶嘴放到冰箱里等凉了后再给宝宝咬，这些都是缓解牙床疼痛的好方法。而西方人则喜欢往胶皮玩具里加些水，放到冰箱里变凉了后再让孩子咬着玩。

总之，从心理学和营养学方面来讲，断奶应该循序渐进，到出牙时再让宝宝用牛奶或其他食品代替母乳比较理想。但并不是所有的孩子都爱吃断奶食品，个体之间存在差异是必然的。有的宝宝吃得特别多，父母担心他们会发胖，有的宝宝吃得太少，父母又担心会影响宝宝的成长。

怎样对待不爱吃饭的孩子

在传统的东方国家里，吃多半不是为了享受，而是因为我们有着沉痛的过去。但西方人不同，他们的晚餐大约需要1小时。吃晚饭时，全家人坐在一起边聊天边吃，即便是单身女性也要摆好餐桌，非常正式地吃饭。不像我们，一忙起来就直接把锅端到餐桌上了。

祖辈们总是说“吃饭时不许说话，这样会没福气”或者说“赶紧吃掉”。这样的吃饭方式强调的是速度和效率，而不是享受。“你不吃饭会变瘦的”

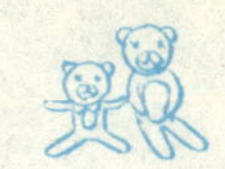

“不吃饭就没有劲了”等说法则是直接把吃饭和健康联系在一起。可能是因为这种思考方式的原因吧，我们的父母比较重视孩子的饭量，特别是独生子女的妈妈更是忧心忡忡。妈妈会端着饭碗到处追着孩子喂饭，孩子吃饭简直就是为了家长。有的妈妈说，这样喂孩子吃饭就像一场战争。妈妈越想让孩子吃饭孩子就越不吃，好像磁铁的两极相互排斥，如果是独生子女，这种排斥力就更大。

其实孩子不爱吃饭的原因不能光从孩子身上找，很多时候是因为父母的养育方法有问题。父母追着、赶着让孩子吃饭，孩子和父母之间自然而然就展开了一场心理游戏。妈妈端着饭碗追过来，孩子就躲开，直到孩子吃完一碗饭，这场游戏才宣告结束。有时候父母这种过分的干涉会引起孩子强烈的不满，并可能导致孩子厌食。吃饭应该是一件愉快的事，连吃饭都要受别人的控制，谁会高兴呢？

吃饭睡觉等生理需求是不能受外人控制的，那是我们自身调控的要求。坚持几天都不吃饭的人是很少的。战争时期没有菜，米饭就着盐吃也会觉得很美味。

饥饿的人吃什么都会觉得美味。同样，父母也应该帮孩子找出他们不想吃饭的原因。端着饭碗到处追着孩子喂，归根结底是妈妈的想法，不是孩子的食欲。总是长时间地追着孩子喂饭，孩子胃里的食物也许还没消化，他能有胃口吗？父母会想，既然孩子不爱吃饭，那总得吃点别的东西吧！于是就给孩子买冰激凌、饼干、饮料这样的零食。即使是大人在饭前吃这些东西也会没有胃口吃饭，何况是孩子呢？孩子常吃零食就更没有食欲了。

请给孩子自己吃饭的机会

以前幼儿教育杂志《妈妈和宝宝》曾经刊登过著名演员严樱兰教育孩子的文章。这篇文章讲的是关于不爱吃饭的孩子的典型事例：

我精心为孩子做了各种食物都无济于事，孩子越来越瘦，越来越虚弱。当时他除了喝饮料、吃零食外基本上不吃饭。每到吃饭时间我都要端着碗到处追着孩子喂。有几次实在是没有办法，我把勺子扔到院子里就哭了起来。当时真是伤心透了。

有一次，我在广播里的幼儿教育节目中听到“不要总是强迫孩子吃饭”。当时我觉得要是不强迫孩子吃饭的话，孩子可能会饿死，但我还是下决心听从专家的建议。之后的两天里，我痛苦地看着孩子，生怕他出事。到第三天，孩子终于主动要求吃饭，我就顺其自然地给他盛了饭。从那时开始，孩子爱吃饭了，身体也越来越结实了。

如上所述，在吃饭问题上最重要的是不要强迫孩子吃饭。孩子什么都想自己尝试，这是本能，但是请一定不要错过孩子自己想吃饭的那一段时期。

刚过周岁的宝宝喜欢用双手扶着饭桌站起来，然后用手抓东西吃。这时候可以做小小的肉丸或把食物切成小块放到孩子面前。

一开始，宝宝只会用手抓，而且很多食物都会掉到地上，可以在宝宝坐着的地方铺上报纸或塑料布，这样吃完后也比较容易收拾，慢慢地他就能学会用勺子或叉子了。有的妈妈嫌宝宝自己吃饭太费事，收拾起来也麻烦，就直接给宝宝喂，这样会让孩子失去吃饭的主动性。

不管是谁，一开始做事时都不会太熟练。没有练习的机会怎么能熟练地应用呢？给宝宝一个笨手笨脚的机会吧。宝宝自己吃完后，妈妈不应该说："怎么搞的？掉的比吃的还多？"而应该说："哎呀，宝宝太了不起了，都能自己吃饭了！"这是对孩子的一种认可，他可以从中获得成就感。这样父母就不会因为吃饭的事每次都要跟孩子进行一场战争了。

对于不爱吃饭的孩子，妈妈要狠下心来，把饭菜摆好后先叫孩子来吃饭，如果孩子不过来，也不要理他。一开始孩子可能还以为妈妈会像过去那样到处追着喂，即使不吃，也会给别的零食。但只要家里人都不理睬孩子，孩子总有感到肚子饿的时候，到时他们自然会主动要求吃饭。

对于不爱吃饭的孩子，妈妈试一试狠下心不给他东西吃。

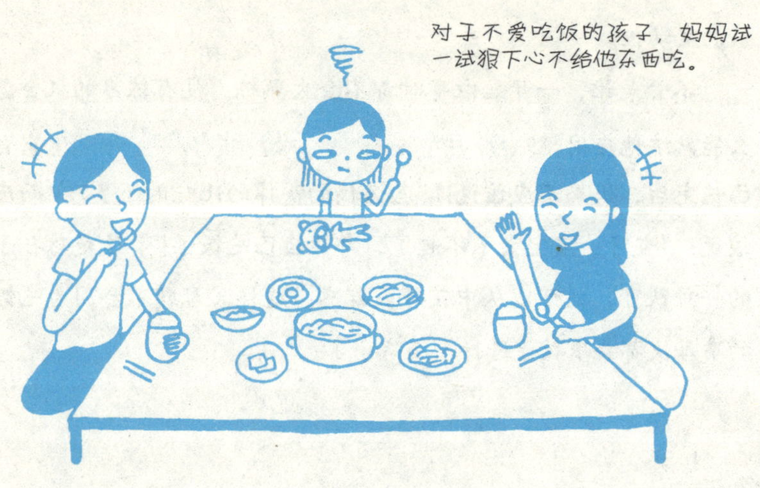

这看上去虽然有些残忍，但父母必须意志坚定。一般情况下，孩子肚子饿时就会主动想吃饭了。这点父母倒可以放心。

尊重孩子的穿衣选择

在美国的时候，我觉得那里的孩子穿得都比较好，不是说穿贵重的衣服，而是指衣服的上下颜色搭配看起来比较舒服。而且经常能听到孩子说“这件衣服和那件衣服很搭配”“这件衣服的颜色跟那件衣服不搭配”之类的话。

仔细观察美国人的家庭生活后我才发现，他们买衣服一般都很注重衣服款式之间的搭配，还会考虑配套的装饰品。即使是给小孩子买衣服，也会考虑到裤子和T恤衫、袜子的颜色是否搭配。在日常生活中因为父母比

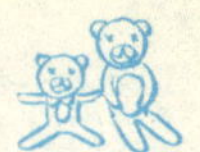

较注重这些，孩子自然也就耳濡目染受到影响。

但美国的父母从来不强迫孩子穿什么或不穿什么，而是买完衣服后让孩子自己整理，并单独给一个衣柜，一般是分为放 T 恤衫的抽屉、放裤子的抽屉和放袜子的抽屉，然后每次让孩子自己搭配衣服穿。

妈妈，我想穿这件衣服！
现在可是夏天，穿这件肯定会热的。
没关系的，我太想穿了。
好漂亮啊！
好吧！那就穿吧。但热了也不能闹，行吗？
你好！
啊！你还在过冬天呐！

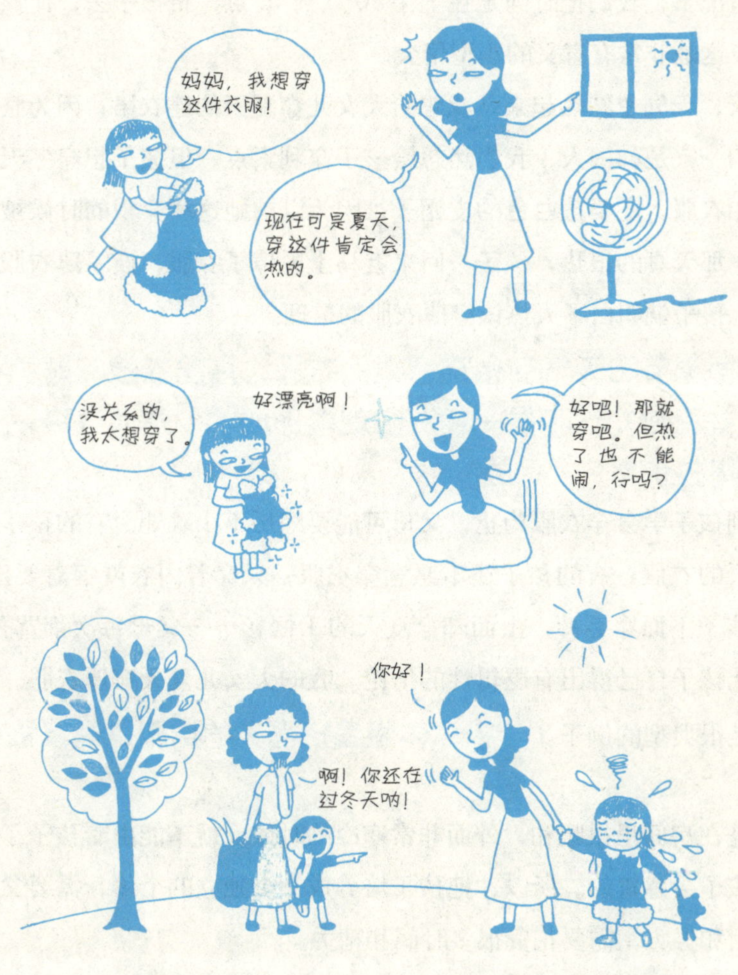

孩子自己穿衣服的话，有时候搭配得不错，有时候就不一定顺眼。细心的妈妈应该说："你今天衣服穿得不错，搭配得很好看。"即使衣服搭配

得不是很好，也不要斥责孩子或逼孩子换衣服，问一问那样搭配的理由，如果孩子能很好地说出原因，那妈妈就接受它。其实，即使不批评孩子，他自己也明白怎么搭配才好看，因为搭配得好的那一天妈妈已经表扬过了。

我带着孩子在美国居住过一段时间。那时大女儿 3 岁半，二女儿快满周岁了。在我们居住的那个地方，主妇们经常会轮流去各家喝咖啡聊天。大多数情况下，我们把时间定在上午 10 点到 12 点，带孩子去，让孩子在一起玩，这是非常有意义的小型聚会。

那天，天气忽然热起来，我想给大女儿穿夏天的连衣裙，因为整个小区就我们一家是韩国人，我当然想给孩子穿利索点。但孩子想穿冬天的红色裤子和衣服，还要戴白色的皮帽子，因为以前她这样穿戴的时候被别人夸奖过。那天真的很热，孩子一回来就马上脱掉了衣服，换了薄衣服。从那以后，孩子就明白了天热该穿薄衣服的道理。

根据季节和天气变化穿合适的衣服，搭配衣服的颜色和样式等这些日常知识不是一朝一夕就能形成的，是通过每一天的生活慢慢去积累。

直到孩子学会穿衣服为止，父母可能要经历不少难处。有的孩子冬天要穿夏天的衣服；有的孩子还不愿意穿衣服，只穿着内衣就嚷着要出门；还有的孩子下面穿毛裤，上面却穿夏天的 T 恤衫……父母每次都骂孩子，还不如让孩子自己得出有逻辑性的结论。我的大女儿夏天穿厚衣服、戴皮帽子就是很典型的例子。让孩子体验固执己见的结果是最直接有效的方法。

但是在房间里很暖和，外面非常寒冷的时候，就不能由着孩子了，因为这样孩子会感冒的。所以，把孩子培养成一个独立的个体，需要父母无限地忍耐和努力，需要花费很多时间和精力。

拉上拉锁是比较容易的，但扣上钮扣就不那么容易啦。碰上父母急着带孩子出门，而孩子偏偏要自己扣钮扣时，父母很容易一下子火冒三丈。所以家里如果有 3~4 岁孩子的话，出门一定要提前做好准备。即使真的很着急也不能说“那我自己先走了”“不带你走了”之类的话，而是应该耐

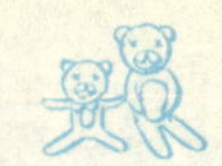

心跟孩子商量："现在我帮你扣上，回来以后你自己扣，可以吗？"

穿衣服时也可以先让孩子学习穿的方法。比如，先把衣服展开放在地板上，让孩子坐在领子那边，先插进双手，然后把衣服从头顶上翻过来就可以了，或者干脆让孩子背身过去坐在展开好的衣服前面，直接把胳膊插进去就可以了。

对待学龄前的孩子，最重要的原则是：不要让孩子被大人的意愿牵着鼻子走，应该给孩子一个自己解决问题的机会。让孩子什么都尝试可能很费事，有时还特别累，需要花费特别多的精力，但这是件非常有意义的事情。等孩子长大成人后，其成果是显而易见的。这是我在养育 3 个女儿和外孙的过程中体会到的。

孩子自己穿的衣服颜色搭配得好，或者适合气温，千万别忘了表扬一下；孩子自己系鞋带或扣钮扣时也要耐心等待一下。父母的这种做法可以培养孩子正确的穿衣态度。

让孩子学会自理大小便

有一次刚从美国回来，到亲戚家做客。他们家有个 6 个月大的婴儿，宝宝刚刚睡醒，孩子的妈妈就拿一个玻璃瓶让宝宝小便。我觉得这样做很不科学，但他们却炫耀地说："我家宝宝可乖了。"美国人非常重视宝宝大小便的自理。

我的美国朋友布伦达 (Brenda) 因为孩子不能自理大小便与丈夫发生过争执，她的丈夫鲍勃 (Bob) 说："都怪你没教育好孩子。"他总是强迫孩子坐在便桶上。结果，那根本解决不了问题，孩子只是干坐在那里。等稍微大些，孩子干脆坐在那儿看书打发时间，大小便还是在尿布上解决。

孩子性格的形成有 8 个阶段，埃里克森认为其中的第二阶段是以"大小便自理"为主。**大小便能自理的孩子能形成自律性，而受到强迫或嘲笑的孩子可能会产生羞耻心，进而怀疑自己的能力。**

研究"大小便自理训练"的美国心理学家阿瑞真 (Aruizhen) 和福克

斯 (Fox) 认为，让宝宝从小自理大小便是强求他们做自己无法理解的事情，超出了宝宝的能力范围。他们通过几年来的实际训练结果得出结论：从 1 岁左右开始，过早跟孩子为自理大小便而斗争只会给宝宝留下挫折感和心理矛盾。

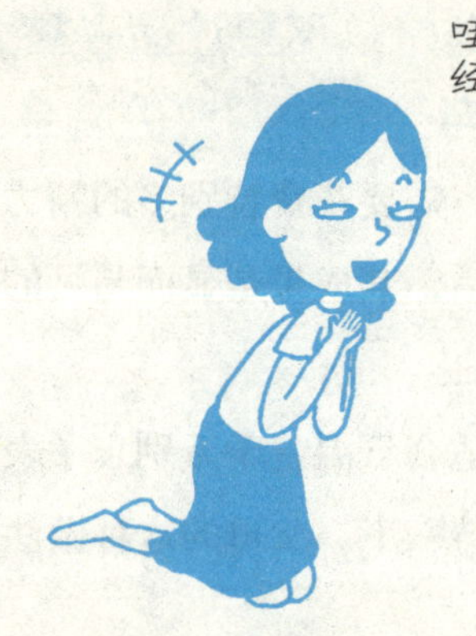
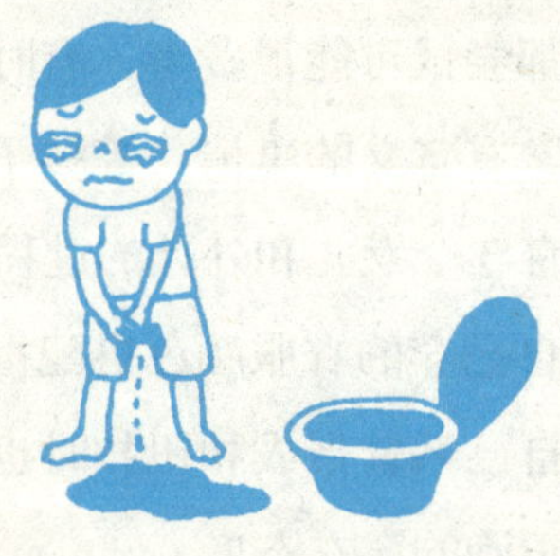

阿瑞真和福克斯认为，人的自律神经在出生 20 个月以后开始趋向成熟，所以这个时期开始训练大小便自理比较好。当然，发育较早的孩子在出生 18 个月时也可以开始，而发育迟缓的孩子有可能到 2 岁才开始。除了身体条件外，父母还要留意宝宝理解大人意图的能力。假如孩子能听懂大人的话，并有大小便自理的意愿，那么即使只训练短短的一天，也可以让孩子学会自理大小便。

如果在孩子还很小的时候就开始训练他自理大小便的话，这个训练人和孩子的关系可能会很僵，即使等孩子再长大些，他也无法教好孩子，因为孩子已经不再信任他了。所以，最好还是等孩子具备自理大小便的能力以后再训练也不迟。而孩子怎么也得在 3 周岁后才能完全自理大小便。这个时候的孩子可以自己上卫生间了，虽然偶尔也可能犯错，但父母不要急躁，一定要耐心等待。

5 周岁的京勋在自理小便方面没有任何问题，在自理大便问题上却有困扰，想大便就会躲到没人的地方，也不脱裤子，使劲地憋着，结果就拉

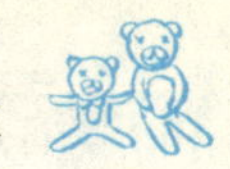

在内裤上，有时候一天要换好几条内裤。孩子的妈妈发牢骚说："洗倒是可以洗，但这味实在是让人受不了。"我认为这个孩子肯定是在某次大便时受到过非常严厉的责骂，并深深印在脑海里，结果造成这样的心理障碍。如果孩子感到大便是丢人的，就可能会出现上述的极端情况。

有夜尿症的孩子或者大便有问题的孩子很有可能小时候（2周岁以前）曾被大人强迫学习自理大小便，或是父母曾让孩子感到大小便是羞于见人的。4周岁以后，大部分的孩子在睡眠当中也会产生尿意。一般来说，上小学以后还尿床主要是心理上的问题，当然有时候也是身体上的原因。这些问题是不能用打骂来解决的，否则问题只会更加严重。应该让孩子减轻心理负担，如恐惧感、自卑感和得不到关爱的感觉等，让孩子的情绪保持稳定。有的时候孩子尿床是习惯性的，是因为神经变得麻木的结果。简单的方法是晚上让孩子少喝点水，夜里再叫醒孩子尿尿，也可以使用那种尿液一滴落马上就发出警报声的褥子。其实最好的方法是不要过早地强迫孩子自理大小便。当孩子自己表示"要尿尿"时，大人可以很自然地带他去，或者告诉孩子"你知道要尿尿了，真棒"，这样可以让孩子更自信。

爸爸也要参与家庭教育

母乳喂养很重要，因为宝宝在母亲的怀抱里的确能获得情绪的稳定，并且能产生安全感。婴儿时期的宝宝会依恋妈妈，若满足不了这种情感需求，宝宝就会母性失调。有种说法是，经历过母性失调的孩子将来出现反社会性行为或问题行为的可能性比较大。所以学者们一直都很重视"母性失调"。其实这是过分夸大女性作用的理论。

根据鲍尔近年来的研究，母亲不只在喂母乳这一点上能够与孩子形成情绪上的关联。母亲在喂母乳的同时与宝宝进行交流，看见宝宝的表情就能明白宝宝想什么，听到宝宝咿呀学语的声音也能明白宝宝想表达什么，所以，只要是能与宝宝心灵相通的人，都会让宝宝产生依恋感。

在二战时期的纳粹集中营，曾有6名半岁大的孤儿被集中营里的大人轮流抚养。战争结束时这些孩子已经3岁了。虽然对大人没有什么依恋感，但孩子之间的感情非常好。按照母性失调的理论来看，他们在没有母亲的情况下，经历了那么多可怕的事情，早应该精神失常了。但战争结束后这些孩子并没有精神错乱。这意味着养育孩子的责任不仅仅是母亲一人承担，爸爸、奶奶、爷爷、亲戚或者邻居都应该担负起养育孩子的责任。

人们以母亲最起码要给宝宝喂6个月母乳为由，把养育孩子的责任全都推给母亲。事实上，如果想让宝宝成长为思想行为健全的人，还需要其他人的努力。假如宝宝在跟母亲交流的同时，能与更多的人交流，他的思想将超越母亲而延伸到更广阔的世界。

有个孩子在幼儿园里画画时，在纸的正面大大地画了自己和妈妈，而在背面却画了一个很小的人，他说那个就是爸爸。

老师问他为什么把爸爸画在背面，孩子说："爸爸好像是家里的人，又好像不是家里的人，晚上睡觉的时候在家，可早上吃饭的时候又见不到他，所以我就把爸爸画到背面了。"其实爷爷、爸爸、叔叔等男人也需要多陪一陪孩子，并学会与孩子交流。为了让孩子成长为一个健全的人，需要男人和女人的共同努力。

过去，韩国的爸爸虽然从心底里喜欢孩子，却决不在表面上表现出来，认为当爸爸就应该这样。时过境迁，现在的年轻爸爸在外面抱着孩子走是很常见的事情，没有人会大惊小怪。但大部分人还是认为照顾孩子是妈妈分内的事，妈妈也理所当然地认为爸爸不应该太亲近宝宝。但宝宝的个性是在每天的喂养、穿戴衣物、游戏玩耍等琐碎的事情（其实是很重要的事情）中形成的，而在这些方面爸爸的参与也是必要的。

宝宝与爸爸在一起时能够学会爸爸的价值观并能更多地了解外面的世界，这能让宝宝增长不少见识。而孩子"想成为和爸爸一样的人"的想法，也会对他成人以后的择业观和成就感奠定基础。

韩国的社会规范不以家庭为中心，爸爸经常会加班到很晚，甚至连周末也要加班，所以大部分宝宝只是在妈妈的呵护下成长。很多孩子懂得怎样与妈妈交流，却不懂得如何跟爸爸玩耍。爸爸和宝宝呆在一起的时间越

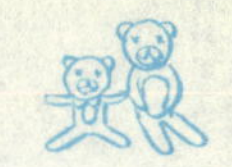

短，就越可能错过养育孩子过程中所能得到的各种经验和乐趣，造成父子关系的疏远。

现在不少妈妈也会出去工作，但我认为在宝宝上小学之前应首先考虑宝宝，错过孩子的婴幼儿时期，很多事情将无法挽回，而且这个时期印刻到脑海里的经历对孩子将来的成长会产生很大的影响。不管怎么忙与累，家长都应该在孩子的婴幼儿时期投入更多的精力。

在普遍认为“父亲已丧失了权威性”的这个时代，我们应该认真考虑这些问题。父亲平时不与孩子交流，疏远孩子，以居高临下的姿态对待孩子，这只会拉大父子、父女之间的距离。从孩子的婴儿时期开始，观察孩子成长的每一个瞬间，父母从中感受到的喜悦是从其他任何事情中都无法得到的。人类成长的过程是非常神奇的，而婴儿时期的巨大变化更是如此。

现在的年轻人一般只生一两个孩子，所以就更需要爸爸好好珍惜能照顾孩子的每个机会。而且养育宝宝不仅仅是女性的使命，更不需要一天到晚都看着宝宝。再忙也可以利用宝宝醒过来后那一点空闲时间陪宝宝玩耍或给宝宝讲故事，哪怕只是说说话，也比什么都不做要强百倍。

其实，宝宝和父母的感情好不好主要还是看做父母的能不能理解宝宝，而不是和宝宝待在一起的时间有多长。根据哈佛大学怀特博士的研究，在3 周岁以前，每天和父母待在一起多于 70 分钟的孩子在未来的成长过程中会更聪明、更开朗。

孩子真正想要的是什么

我从关注3个女儿、15个侄子侄女和3个外孙的成长过程中感受到养育孩子虽然不容易，但它确实是非常有意义的事情。只有在大人的期望值高于孩子的能力时才会感到累。

长久以来，我领会了两件事情。

第一，其实孩子也想好好学习。只是因为大人的期望值过高，孩子虽然努力了，但是能力跟不上，才没有取得好成绩；有时候孩子会觉得爸爸妈妈喜欢的是好成绩而不是自己，孩子为了让爸爸妈妈伤心而故意不去努力；也可能是学到的内容中有一部分不太明白，这些不太明白的东西积累起来，不懂的内容就多了，孩子就干脆放弃学习。父母在日常生活中应该懂得孩子的这种心理，并给予尊重。孩子学不会时不要不分青红皂白地责骂孩子，“那么不爱学习，以后上小学了，老师就不喜欢你啦”“这么不爱学习将来怎么办”之类的话是绝对不能说出口的。

父母应该考虑到的是：怎样让孩子对学习产生兴趣，怎样让孩子能比较轻松地接近不擅长的领域。与孩子不断交流，帮助他们探索世界。

第二，绝对不能拿别人家的孩子跟自家孩子比。世界很大，有太多孩子比自家孩子优秀。自家孩子还没学会写字，而邻居家的孩子已经可以抄写购物单了；自家孩子对钱没有任何概念，还分辨不出10元和100元，有的孩子已经知道钱的价值了，就喜欢100元纸币。

其实孩子也明白，自己的能力不如哥哥或朋友。这个时候我们没必要再往孩子的伤口上撒盐。真心祝福比自家孩子强的孩子，让孩子从中学会认可别人能力的价值观。世界上没有十全十美的人，凡事都必须与别人合作才行。

我的孩子现在在某方面可能有些欠缺，但并不是说孩子长大后不会有所成就。在竞争中失败的孩子更需要心灵的抚慰。

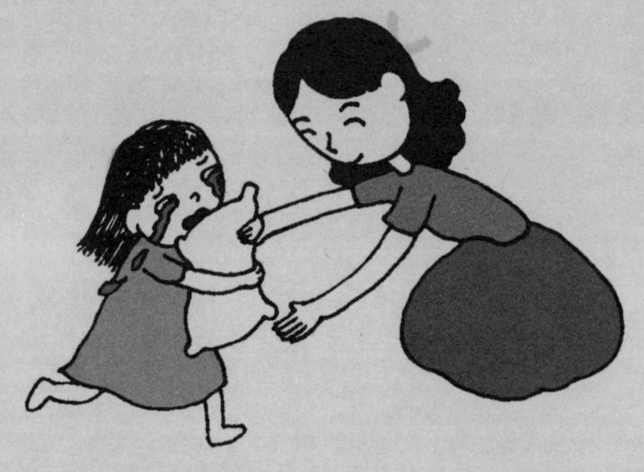

第 3 章

在关爱中成长
——情商发育

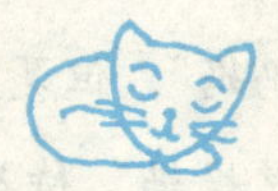

二战后，欧洲的一家医院接收了一批战争孤儿。虽然给孩子提供的营养没有问题，但孩子却越来越瘦，并且接二连三地死去。原因是孩子太多而照顾他们的人手不够，无法让每一个孩子都得到爱抚。可见，心灵的抚慰比身体上的需求更重要，即使身体对物质的需求得到了满足，但如果缺乏心灵的抚慰，身体还是会衰竭的。所以在子女还小的时候，请你一定不要忘记紧紧地拥抱他，多跟他交流。

请多抚摸你的孩子吧

我的一个朋友有4个女儿。有一次她向我诉苦说："真不知道怎么办才好，每天晚上我都累得要命。老大，想枕着我的右胳膊睡觉；老三要枕着我的左胳膊睡觉；老四则爬到我的肚子上睡觉；老二呢争不过别人，只好在我两腿间缩着身子睡觉。你说我该怎么办？"有孩子的人往往都会为这种事情而感到不知所措。到底要不要抱孩子呢？为了让孩子养成好习惯，孩子哭了，不去抱他行吗？

为了解决这个问题，哈洛(Harlow)拿小猴子做了如下实验：

他给刚出生的小猴子找了两个模拟妈妈。一个是用铁丝制成的"铁丝妈妈"，上面绑了奶瓶；另一个是把布片绑在铁丝模型上制成柔软的"布片妈妈"，但是上面没有绑奶瓶。哈洛假定，小猴子如果愿意和带奶瓶的"铁丝妈妈"待在一起，就意味着填饱肚子的欲望更重要，而跟"布片妈妈"待在一起的时间长，则意味着通过皮肤接触得到爱更重要。结果小猴子大部分时间都跟"布片妈妈"待在一起，只有在饿得不行的情况下才到"铁丝妈妈"那里喝奶。

对孩子来说，父母的爱远比物质需求重要得多。咯吱一下、使劲拥抱一下、亲吻一下，看上去好像没什么，但孩子能从中感觉到父母的爱，而且孩子越小就越需要肌肤的亲密接触。

上幼儿园的孩子有挫折感或心理矛盾时会无缘无故地耍赖，或往妈妈

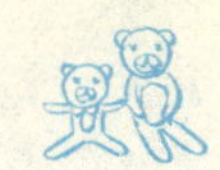

怀里钻。这包含有“妈妈，我还是小宝宝呢”的意思，并希望通过与妈妈身体上的接触得到安全感，甚至连刚出生的婴儿也能感觉出大人是否爱自己，并做出相应的反应。新生儿被大人爱抚会露出舒服的表情，还会冲你笑一笑，但如果你态度粗暴，宝宝就会一脸的不高兴，甚至哇哇大哭呢。

二战后，欧洲的一家医院接收了一批战争孤儿。虽然孩子提供的营养没有问题，但他们却越来越瘦，并且接二连三地死去。原因是孩子太多而照顾他们的人手不够，无法让每一个孩子都得到爱抚。他们因得不到身体的爱抚而死去。学者给这个病起名为“衰竭”(Marasmus)。Marasmus 的意思是“衰弱”“消耗”，其中有两方面的含义，一方面是身体上的需求，另一方面是心灵上的抚慰。心灵的抚慰比身体上的需求更重要，即使身体的物质需求得到了满足，如果缺乏心灵的抚慰，身体还是会衰竭的。所以在子女还小的时候，请你一定不要忘记紧紧地拥抱他，多跟他交流。

在孩子婴幼儿时期(婴儿时期是指 3 周岁前，幼儿时期是指 3~8 周岁)，父母应该在他们的心灵里填满爱。只有得到充分的爱，孩子的情绪才会稳定，并产生信赖感，这是人格形成的基础。那些情绪不稳定、没有信赖感的孩子一方面想寻找心灵的慰藉，另一方面又无法信任和关爱别人。无法关爱别人其实等于无法爱自己，爱是要发自内心的。

当然，一个人在成长过程中，不仅需要来自父母的爱，还需要更多人的爱才能填满心灵。只是孩子一般先通过爸爸妈妈来学会爱的本领，从而更容易学会爱别人，信赖别人。这里所说的爱不是指过分的保护和溺爱，而是指真诚的爱，理智的爱，珍视孩子心灵的爱。

纪伯伦 (Gibran) 在《先知》里有一首“论孩子”的诗，倡导无私的爱：

你们的孩子，都不是你们的孩子，
乃是“生命”为自己所渴望的儿女。
他们是借你们而来，却不随你们而去，
他们虽然和你们同在，
却不属于你们……

孩子是神赋予的生命，你只是受他的委托来照顾孩子。这样的想法才不会让你陷入执著的深渊，这样你对孩子的爱将是纯粹的、无私的爱。

让孩子感受到你的爱

有时候孩子会问："妈妈，你是喜欢我还是喜欢弟弟？"有的妈妈会说"两个都喜欢"，而有的妈妈会强调说："你把自己的手指头挨个咬咬看，哪一个不疼？"手指头有长有短，但咬哪一个都会疼，可孩子会理解吗？

我家孩子吧，除了学习以外什么都好。舞跳得好，歌唱得也不错，还特别喜欢蹦来蹦去。

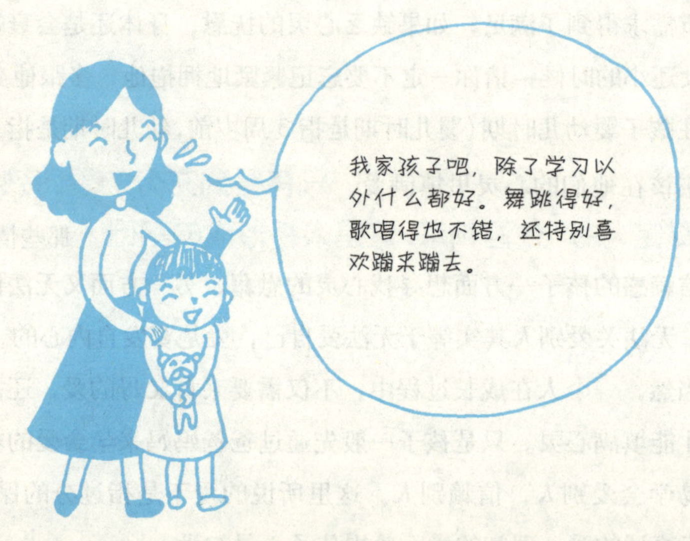

下面是我的大女儿上小学四年级的时候写的作文。

妈妈和爸爸的责任是爱孩子和照顾孩子，但我认为他们更爱弟弟妹妹。长大以后这种想法还在继续，我越来越不喜欢爸爸妈妈了。我希望爸爸妈妈给每个孩子同样的爱。

爱是孩子的精神食粮。这种爱是非常美妙的，如果被爱的人感觉不到，那么，这种爱与被爱的关系就无法成立。即使父母

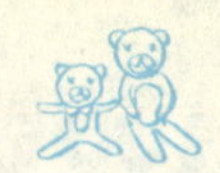

说“我爱你”“世上哪有不爱孩子的父母？”但只要有一个孩子没有感受到自己被爱，那就说明父母没有公平地爱每一个孩子。

大人应该学会用孩子能理解的方式去爱孩子。对情人表达爱的方式和对妹妹表达爱的方式是截然不同的。同样，对待每个孩子，表达爱的方式也应该不一样。

孩子与父母住在一起，与兄弟姐妹朝夕相处，就是说孩子所处的环境是一样的，但每个家庭成员的内心世界却大不一样。老大把父母用手摩挲自己的头发看成是爱的表达，而老二却会说：“买裤子和袜子的时候也给我买，行吗？我不想老穿姐姐剩下的。”看来老二是把物质给予的公平性作为被爱的标准了。

以游戏治疗而出名的美国人阿斯林（Aslin）博士认为，接受孩子“本来的自我”就是爱。因为每个孩子表现出来的欲望不一样，身体和长相也不一样，能力更不一样，父母不能以自己认为好的某种框架来规范孩子或拿他们作比较，而应该接受孩子本来的样子。

有的孩子数学能力很强，有的孩子有美术天赋，又有的孩子有着出色的音乐才能。你不要去规范管理这些能力和心理结构都不一样的孩子，只有接受孩子本来的自我，孩子才会感觉到被爱和被理解。

跟爸爸妈妈结婚

一位有好几个女儿的朋友曾向我咨询：“我家大女儿有些早熟，前天她很认真地对我说：‘妈妈，我要跟爸爸结婚。’你说，她这样会不会有问题？”

这时，我想起我大女儿5岁时，有一次天还没亮她就跑到我的床边说：“妈妈你到我的床上去睡吧，我有话要跟爸爸说。”我在大女儿的床上躺了一会儿，很想知道她到底跟她爸爸说了什么，于是就悄悄地去看，没想到大女儿抱着她爸爸的脖子睡着了。而二女儿在4周岁的时候曾跟我说过：“我以后要和像爸爸那样亲切的人结婚。”三女儿则在5岁的时候画过婚礼的场面，当时我问她这是谁的婚礼，孩子回答说：“我的”。我又问：“那你跟谁结婚啊？”孩子毫不犹豫地回答：“跟爸爸结婚。”这时候，在旁边听我们说话的孩子爸爸说：“我的老婆可是你妈妈。”孩子想了一会儿回答说：“那我们三个人一起过吧。”

日常生活中，我们也会经常听到上幼儿园或者上小学一年级的男孩子说要跟妈妈结婚之类的话。

俊的父母是高中老师。俊5岁时他们一家人曾在一间出租屋里住过一段时间。一天夜里，俊忽然从被窝里爬起来说：“妈妈太坏了，只喜欢爸爸，不喜欢我。”妈妈因为抽不开身来，只好说：“真麻烦，快睡吧。”可俊赌气地说：“我不睡。”妈妈只好伸出食指说：“握住它睡觉吧。”俊还是不理妈妈，一个人跑到一边睡去了。第二天晚上爸爸下班晚，妈妈因为昨天的事情觉得挺对不起孩子，就说：“俊啊，你能不能陪妈妈一起睡呀？”这时，俊非常坚决地回击妈妈：“不行，你自己去睡。”妈妈说：“哎呀，妈妈好害怕呀，你陪妈妈睡行吗？”俊马上伸出食指说：“握住它睡觉。”

根据弗洛伊德(Freud)的理论，孩子在4周岁左右会对异性父母特别地关心。儿子想接近妈妈并想得到妈妈的爱，同样女儿也更喜欢爸爸。他们甚至会嫉妒爸爸妈妈一起外出，爸爸妈妈关系好时有的孩子还会发脾气。

虽然孩子之间有个体的差别，但大部分孩子在4～7周岁时都会有这种感情，这是很正常的。这个时期的孩子对订婚、结婚和生育等话题也很感兴趣。有的孩子会说“我以后结婚了只要两个孩子”之类的话，而有的孩子还会说：“我可不想生孩子，听说生孩子的时候很疼。”

孩子对性和异性父母表现出关心时，父母并不用太担心，更不要责骂孩子。如果父母担心自己的孩子太早熟，不知道该怎么办，孩子反而会感受到微妙的气氛，甚至可能产生负罪感。本来这是很自然的现象，却被弄得复杂了。

我的大女儿5岁时，有一次问我什么叫订婚。

我说：“订婚是结婚前的一种约定。”

女儿说：“妈妈，我想跟俊焕订婚。”

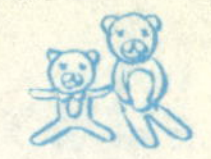

我说："我很高兴你要订婚，不过在我们国家必须等到 18 岁后才可以订婚。"

女儿问："18 岁是什么时候啊？"

我说："你还得睡 5 000 多天。"

女儿说："啊？要那么长时间呀！"

这么认真地询问有关订婚问题的大女儿成人后当然没那么早订婚。后来我问过孩子："你认识俊焕吗？"结果孩子反问我："俊焕是谁呀？"

了解孩子的好奇心和情感，并与孩子好好交流，就能不知不觉地度过这一时期。过了这段时间孩子基本上就只与同性小伙伴一起玩了。

以研究猴子而出名的哈洛博士认为，4～6 周岁的孩子如果没有很好地度过对异性父母产生爱恋的时期，长大以后在结交异性的问题上可能会遇到麻烦。

对异性父母的爱恋是每个人都会经历的，这段时期父母应该帮助孩子克服心理上的挫败感。孩子在刚出生后受到妈妈的爱，稍微大些再爱上妈妈，在儿子与妈妈、女儿与爸爸亲近的过程中不应该产生内疚感和任何不愉快的情绪。

孩子从出生那一刻开始，就要与各种各样的人打交道。在这个过程中，孩子的心灵开始被注入爱和恨的情绪，如果积累的爱比较多，孩子就会自爱，并学会爱别人；而如果小时候心灵里埋了恨的种子，那么他们长大后就会不可避免地产生不满和憎恨别人的情感。

作为父母，我们所能做的最重要的事就是让孩子的心里充满爱。

这世上再没有比爱自己的同时也爱身边的人更美好的事情了。这种胸怀是世界和平的根本。每个人都有自己独特的人格魅力：有的人亲切、易相处；而有的人高贵不可侵犯。心理学家和精神分析医生强调，自爱并能懂得爱别人的品格是从小通过父母学到的。

成立"夏山学校"（Summerhill）的尼尔说："假如从小就培养孩子的爱心，那么这个世界就不会有战争了。"

帮助孩子克服恐惧

为了不再让孩子感到恐惧，在孩子周围创造出像动画王国那样温馨平和的氛围该有多好啊！但即使你费尽心思不让孩子看到可怕的东西，不让孩子听可怕的故事，孩子也会感到恐惧。因为电视里播出的事故新闻和鬼故事都是没有经过任何过滤直接传送到孩子耳朵里，而且孩子之间也会互相传播一些可怕的故事。

孩子的恐惧感在日常生活中频繁出现：妈妈不在身边时会哭泣、被放到高处时身体会不自觉地蜷缩起来、与陌生人打招呼时会往妈妈怀里钻，这些都是恐惧的表现。逛商场时孩子会悄悄拉上妈妈的手，这往往也是恐惧的表现。

稍微大一点的孩子一看到狗就会躲得远远的，更不敢去摸它了；夜里害怕一个人上厕所，必须要有人陪着才行；有时候还担心小偷进来，或害怕有鬼；有时候会做噩梦，说胡话；有的孩子还会因害怕死亡而不敢入睡……

孩子所感受到的恐惧，一方面是来自生理本能，更多的是出生后从周围环境中感受到的。

西方的孩子从小就不怕狗，而且喜欢与狗一起玩耍。而东方的孩子大部分害怕狗，因为孩子从小就看到别人怕狗的样子。

我的三女儿快 2 周岁时，有一次，猫咬伤了一只飞进园子里的鸟。家里的保姆是个善良的农村人，她想把鸟救活，就把鸟放到了厨房里。当时我正在很投入地看一本书，孩子突然把那只鸟拿来让我看，把我吓了一大跳，我尖叫了一声。这下孩子也吓坏了，她把鸟扔到一边开始大声哭起来。我觉得很内疚，同时也担心会在孩子心里留下阴影，就对她说：“俞真，刚才真对不起，妈妈没看清楚是什么东西，原来只是一只小鸟啊？”我摸了摸鸟的羽毛，但孩子再也不愿意摸了。打那以后，俞真特别害怕动物，有时候看到蜘蛛也会大声尖叫，并赶紧躲起来，就连看到蚂蚁也要避开。为了让孩子对动物产生兴趣，我开始表现出对动物的好奇心。有时候

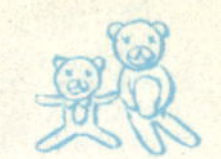

我会认真地研究一会儿蜘蛛或蹲下来观察蚂蚁排队走路的样子。夏天，我还特意抓来几只青蛙（以前我从来都没有抓过青蛙），放到大大的水盆里，和孩子一起观察它们游泳的样子。

为了重新恢复孩子受到挫折的好奇心，消除对动物的恐惧，我确实花了不少时间和精力。为消除那一瞬间给孩子带来的对动物的恐惧感，我差不多花了 1 年的时间。

孩子还会对死亡感到恐惧。有时候，亲人的去世会成为孩子害怕死亡的起因。孩子喜爱的小动物死了也会给孩子带来很大的打击。

妈妈，我上次说谎了，会不会下地狱？妈妈，我害怕！
没事的，你不是已经认识到说谎是不好的了吗？认错的人是不会下地狱的。
没事的，宝贝。

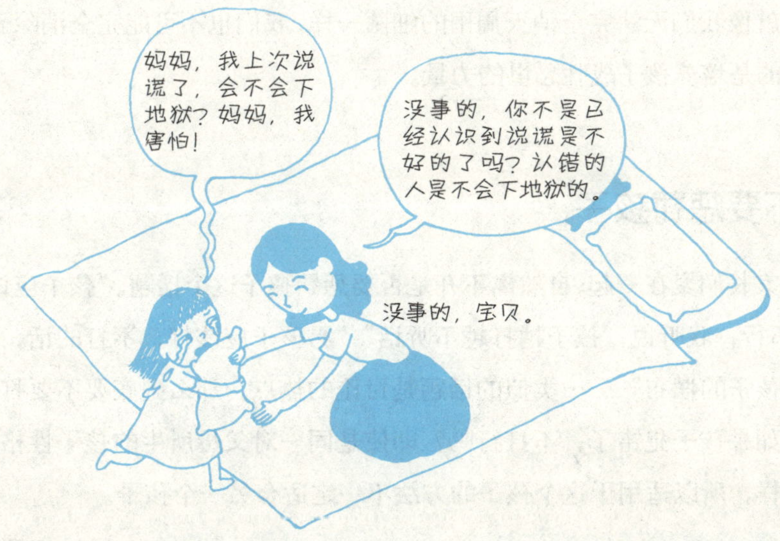

有个叫洪基的孩子躺在自己房间的床上，眼睛死死地盯着天花板，流着冷汗，不敢睡觉。“我害怕一闭上眼睛就会死掉。”一个才 6 周岁的孩子会有这种恐惧简直不可思议。如果他的母亲不以培养孩子的独立性为理由，让他单独睡一个房间，如果母亲能用温暖的怀抱来安抚孩子，相信他会非常轻松地克服对死亡的恐惧。父母应该告诉孩子，人人都会死，但不是现在，那是很久以后的事情，并告诉他，爸爸妈妈会一直陪伴在他的身边。那么，孩子的恐惧感就不会那么强烈了。

我的女儿女婿都上班，经常由我来陪伴外孙们。有一天我因为身体不适住院了。孩子好久都没见到我，他们开始感到死亡的恐惧。从这件事情上我认识到，不应该过分地劝孩子忘掉死亡，应该让孩子接受死亡。

要消除孩子的各种恐惧，或一开始就让孩子较少感到恐惧，就应该让孩子勇敢地面对恐惧。孩子跟成人一样，当他们面对现实时反而更容易理解它。让害怕猫狗的孩子养一只小狗或小猫就能消除他们对动物的恐惧。

想让孩子面对现实，父母首先要坚强起来，敢于面对恐惧。例如，家里有人过世了，这时孩子就会从父母坚强的表现中学到一些东西，在日后他们碰到相似问题的时候就可以用同样的方法处理。

就像我们无法完全消灭周围的细菌一样，我们也不可能完全消除恐惧，重要的是培养孩子战胜恐惧的力量。

要不要惩罚孩子

家长们聚在一起，自然离不开是否要惩罚孩子这个话题。“孩子应该打”“那不行，我听说，孩子越打越不听话”“男孩子应该打，不打的话，反而会受孩子的摆布”……类似的话题是讨论的热点。那么到底要不要打孩子呢？如果孩子犯错了，不打行吗？即使是同一对父母所生的孩子性格也会不一样，所以适用于这个孩子的方法不一定适合另一个孩子。

要培养孩子的好习惯，适当的惩罚是必要的。通过惩罚，可以让孩子知道哪些事情做得对，哪些事情做得不对。但体罚却对孩子有害。大人一提起惩罚马上就想到打，这是错误的观念，惩罚不仅仅是指体罚。当孩子犯错误时，大人可以用严肃的表情和声音叫孩子的名字，也可以在一段时期内不给孩子零用钱，或让孩子一个人待在屋里，或者不让孩子参加所有家庭成员都参加的活动等。这些方式都可以说是惩罚。

韩国的父母大致上可以分成两种类型。一种类型的父母当孩子犯错时，以打骂来表示惩罚；另一种类型的父母就是忍着，对孩子的错误行为听之任之。也就是说没有折中，只有打与不打两种惩罚观念。

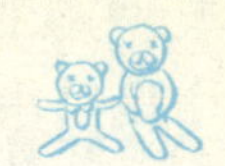

有一对老年得子的夫妻，由于是独子，他们把孩子当成了宝，孩子要什么就给什么，孩子犯错时，他们不仅不教育他，甚至不允许周围的人责骂他们的孩子。孩子渐渐长大了，变得越来越随心所欲，没有人能约束他。最后这个孩子离家出走，也不跟父母联系。父母在家天天为儿子担心，而这位独子却根本不顾父母的心情，又是偷东西，又是打架斗殴，最后因为犯了杀人罪而被终生监禁。这时候，他要求见父母一面。在监狱里，儿子对痛哭流涕的父母说："这下你们如愿了。假如你们在我小的时候好好管教我，我就不会这样胡作非为了。"

在陌生的地方开车时，我们经常会打听方向，看看走得对不对。成长过程中的孩子也一样，需要经常反省自己的行为。要培养孩子的好习惯，适当的惩罚是很有必要的，但惩罚的方法和父母的态度也很重要。

打是惩罚中最坏的方法。孩子犯了错误，即便打了他，那也只能在表面上制止错误行为，并不等于孩子的心理也相应地发生了变化，认识到了错误，所以孩子以后可能还会犯同样的错误。如果没有明确认识到自己的行为到底错在哪里，那只会让孩子产生逆反心理，不能从心底里认识到要改变自己的错误。结果就会出现父母越打，孩子越不听话的局面。最好不要用打来警醒孩子。

如果想让孩子品行端正，就需要用孩子能理解的语言来解释他的行为所带来的不良后果。对稍大些的孩子可以用讲道理的方式；而对待小宝宝，可以在没有危险的情况下，让孩子体验坏行为所带来的坏结果。比如说吃饭的时候，如果宝宝挑三拣四不愿意吃，不要用打骂的方法来强迫孩子吃，大人可以吃完以后就直接把饭菜收拾干净，这样宝宝可能就会认识到自己的拒绝行为不起作用，最后只好主动要求吃饭。

在很多情况下，惩罚也跟父母的心情有很大关系。父母心情好时，或者是家里有客人时，即使孩子再怎么不听话，父母也会作罢。但假如家里没有客人或父母心情不好，父母一般就会责怪或打骂孩子。这在很大程度上是因为父母想解气，而不是以改正孩子的坏习惯为出发点。让父母解气的方法是无法改正孩子的坏毛病的，应该正视孩子，明明白白地告诉他，他的那些行为不对，而不能为了惩罚孩子就说些“你不是我的女儿（儿子）”“一边去，不想看到你”之类表现厌恶的话。这些话只会让孩子感到不安。应该让孩子认识到父母只是不喜欢他的错误行为，而不是不喜欢他了，而且不宜把孩子与家人或外界隔太长时间。

最重要的是要预防孩子陷入错误当中，要与孩子保持良好的关系，这样用到惩罚的机会只会越来越少。

认可、期望、赞扬

刚学会走路的宝宝摔倒了，自己爬起来后会以“妈妈，你看我行吧，我都能自己爬起来啦”的表情看着妈妈。在学会说话以后他们经常会说，“妈妈，看，我干得不错吧！”“妈妈，我好看吗？”“妈妈，你更喜欢谁？”……上小学的孩子有时候会给妈妈看日记，他们会说：“妈妈，你什么也不用说，只要看一看就行。”我的小女儿上小学三年级时就对我说过，意思是不用修改拼写错误，只是看内容就可以啦。

30年过去了，现在我又听到这些话，我的外孙女也说了跟她妈妈一模一样的话。如果父母对孩子辛苦做出来的东西只会挑毛病，当然会伤害孩子的自尊心。孩子也想先得到别人的认可，然后再接受批评。这就像一位妻子在家里辛辛苦苦地做好了饭菜，而丈夫根本不关心妻子付出了多少努力，只会挑毛病，只会说“这是什么菜？咸死了！”之类的话。如果是这样的话，妻子会高兴吗？妻子也许会说：“哼，以后我再也不做菜了。”与大人想得到别人的认可一样，孩子也想得到别人的认可和称赞。

美国心理学家罗森塔尔(Rozental)曾研究过认可、期望以及赞扬对大人与孩子的影响。他把小学生分为两组，经常对第一组的孩子说“这件事情你肯定能做到”“好好干”“你真棒”等鼓励的话，而对第二组的孩子说“你怎么这么差”等批评的话。过了一段时间后发现，得到鼓励和表扬的孩子会比受到批评的孩子更出色。这对大人也有同样的影响力。这就证明，不管是大人还是孩子都想从对他有影响力的人那里得到认可和称赞。这些认

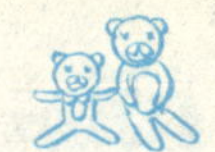

可、称赞会使人们产生追求成就的热情。

但父母也要注意，不能过分表扬孩子。表扬和认可一定要符合孩子的能力范围，要实事求是。超出孩子能力范围的称赞和认可，以及对还没有实施的行为的称赞，对孩子会起反作用，他们从此就不再相信父母的赞许了。

假如孩子的兴趣和天赋是数学，而父母期望孩子将来能当上钢琴家，那么很显然这种期望是不切实际的。要是用盖房子来比喻的话，用做门板的材料能做成大梁吗？听一听有些人是怎么表扬孩子的，"××，去关门吧。这孩子真勤快！""××肯定会自己擦鞋的，真乖。"听到这种假设性的表扬，年纪还小的孩子肯定会照办的。但这种话听多了也不会有好的效果，孩子会把它当成耳边风的。

有一次爸爸对 6 岁的儿子说："××，去，把烟拿来。"孩子马上回答说："爸爸离放烟的地方更近！爸爸怎么每次都这样指使人呢！"如果父母从孩子很小的时候就开始胡乱表扬孩子，将会失去最有效的教育工具。错误的表扬还不如不表扬，只有适当、正确的表扬，才有益于孩子的健康成长。看到孩子在地板上小便后自己擦，即使擦得不好也可以抓住这个机会表扬孩子："谢谢你能自己擦。"看见两个孩子非常友好地玩耍，也可以说："看到你俩不打架，相处得这么好，我真高兴。"这样孩子就能知道什么情况下能得到大人的表扬，然后就会努力往那个方向发展。俊基 4 周岁时总喜欢耍赖，有一次他用语言表达出了自己的意愿，我就顺势表扬了孩子，"俊基好好说话，外婆就能听得明白，谢谢你。"打那以后，孩子就喜欢用语言来表达自己的想法，不再以耍赖来达到目的了。

表扬孩子应该注意，尽量避开与身体或相貌有关的内容。有一次奶奶表扬孩子的时候说了一句"你长得真好看"，结果这个 3 周岁的孩子马上回答说，"我长得不漂亮。"不知是什么原因令这个孩子认为自己长得不好看，而现在奶奶却夸他好看，所以他才会这样回答。因此，在表扬孩子之前，最好先观察孩子，然后再表扬他们值得表扬的行为，而且一定要根据实际情况来表扬。

孩子的问题行为的根源

可能是因为我专攻幼儿教育专业的缘故吧，每次碰到亲友，我们都会谈论有关幼儿教育的问题。对亲戚朋友家孩子的问题行为，我还可以大致判断出原因，但要是素不相识的人来咨询，就有点困难了。就像孩子生病时，如果大夫不进行问诊，就无法判断出孩子究竟得了什么病。同样，如果没见到孩子，光听父母讲，就很难找出问题行为的根源。

孩子出现问题行为原因往往出在父母那里，也可能是孩子自身的问题。对于希望孩子每次考试都考100分的父母来说，如果孩子只拿到了95分或90分，就会被认为是偷懒了。而对那些孩子平常只能拿60分或70分的父母来说，假如孩子考了90分或95分，他们就会非常高兴。因为父母的期望和想法不同，同样的分数可以是问题，也可以是喜讯。

如果大人的期望值过高或期望方向发生错误，孩子就会出现问题行为。当然，也有可能是父母以外的原因，比如受到朋友的影响等。但对年幼的孩子来说，父母是孩子出现问题行为的最主要根源。

首尔有一个小区里的父母特别重视家庭教育。有一对姐弟，姐姐6周岁，弟弟4周岁，他们每天都要去游泳馆、美术学校、钢琴学校和跆拳道训练中心。突然有一天，姐弟俩一整天都没有回家。妈妈到处找孩子，可哪儿都找不到。傍晚，两个孩子终于筋疲力尽地回家了。“你们一整天都去哪儿了？”生气的妈妈刚说了一句，4岁的小男孩马上回嘴：“妈妈，谁让你生了我！”

原来这两个孩子在离家很远的儿童乐园里玩了一整天。每天都排得满满的各种学习课程是孩子逃学的最主要原因。那么，是这两个孩子的行为有问题呢，还是妈妈的要求太过分了呢？

孩子的每一个问题行为都有其原因。那些心中积累了挫折感、不安感以及悲哀和恐惧的大人可以通过洗衣服、看电影、抽烟等方式来缓解心理问题，而孩子心里的郁闷只能通过行动表现出来，比如掐人或打人，扔东西或砸东西。当孩子说“我想死”“妈妈坏”之类的话时，表明他心里有个结。

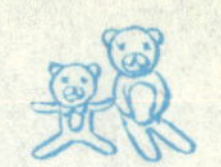

只有当孩子有了“生气”“害怕”“伤心”等情绪，他们才会说粗话或者行为变得粗暴。在外面玩了一整天的那对姐弟是因为每天排得满满的课程而感到心烦，加上自己又没听妈妈的话，认为肯定会挨骂，所以才会采取这种行动。

有一次，我给幼儿园孩子的家长讲课。其中有一位妈妈跟我诉苦说：“我家孩子说话总爱带‘死’字，真是伤心死了。”我跟那位家长说：“好像您也喜欢说‘死’这个字啊。”孩子妈妈说：“我没有呀。”这时旁边的另一位家长提醒她说：“哎呀，你刚才确实说‘死’这个字了。”

有时候大人无意间说的话或做出的行为让孩子心里积累了过多的不满，才使孩子出现了问题行为。对待孩子的问题行为，首先不应该只是责怪孩子，而应该先想一想孩子为什么会那样做，然后再作相应的努力来解决问题。

父母首先要做的就是多与孩子聊天。当孩子能跟父母说出自己的“生气”“伤心”“恐惧”时，父母就可以帮助孩子确立自己将来的行动方向了。

不要期望养一个像玩具娃娃一样没有任何问题的孩子。当孩子出现问题行为时，父母应该正确对待它，并寻找解决的方法。在一点上我就觉得非常对不起我的 3 个女儿。因为我是专攻幼儿教育的，所以周围的人们都认为我的 3 个女儿应该是善良、聪明、懂礼貌的理想型孩子。其实作为普通人，她们也有犯错误的时候，而她们的私生活也总是因此受到干扰。我为此深感内疚。

孩子在失败中学习，在困境中找到解决问题的方法。我们应该允许孩子犯错误，并且给孩子一个在失败中站起来的机会。父母也不可能是完人，所以更不能用单一的标准来衡量孩子行为的好坏，我们应该以平常心对待孩子。这样父母和孩子都会觉得自己比以前更幸福。人的一生不可能一点错误都没有。教育专家的孩子也会犯错误，也会吵闹、哭嚷。如果说有什么不同，那就是我们知道应该认真听一听孩子所讲的话，并且在孩子伤心时能感同身受，然后想办法让孩子自己解决问题。这不应该只有专家才能做到，而是所有的父母都能应该做到的。

让孩子感到心灵的幸福

在美国时，我读过一则颇令人感动的故事。

在瀑布城一个富裕而又很有名望的家庭里，有个智商只有70的儿子。这家的母亲拜托在同一个城市里经营饭店的一位朋友，让自己的儿子在他的饭店里打工，专门负责削土豆皮。饭店的主人说："像你们这样富裕而赫赫有名的家庭怎么能让儿子干这种活呢？"这位母亲说："我知道自己儿子的能力。我儿子在削土豆皮时会感到快乐幸福，因为这个工作符合他的能力。"

对大多数父母来说，接受孩子的缺点是痛苦的。因为这与父母的体面、欲望和期待不相符。东方国家的父母总喜欢拿自家孩子与别人家的相比，觉得自家孩子胜出才有面子。几乎所有的人都已经习惯了这种竞争，非让自家的孩子考第一名不可。其实每个孩子都是不同的，每个孩子都有他值得骄傲的地方。

如果大人总想以某种标准来教育孩子的话，孩子和父母之间就会产生隔阂，而这只会让孩子感到不幸。父母不要把家里的老大和老二作比较，更不要把自家孩子和邻居家孩子作比较，这和我们不能强迫喜欢历史的孩子去当法官是一个道理。

孩子需要感受到真心的爱。 每一个人的天赋都不一样，所以知觉、思维能力以及动手的能力都不一样。有的宝宝反应敏捷、表情丰富，而有的宝宝反应迟钝、表情僵硬。父母总想按自己的意愿来改变孩子，要不然就干脆放任不管，如果这样做，宝宝就无法茁壮成长。每个家庭都应该根据孩子的能力、情绪和态度寻找适合孩子的方法来爱孩子。

父母千万别以为可以按自己的想法来改变孩子，这是不可能的，应该找出适合孩子的教育方法。也许老大喜欢父母用胳肢或语言来表达关爱；而老二可能喜欢紧紧的拥抱或温柔的话语。我们喜欢用养育第 1 个孩子时学会的方法来教育第 2 个乃至第 3 个孩子，但养育每个孩子的方法不应该一模一样，应该用孩子能感受到爱的方式来养育孩子。

如今已经不是只要学习好就能成功的时代了。那些思维、判断力和行动力都与众不同的孩子才能取得最终的成功。

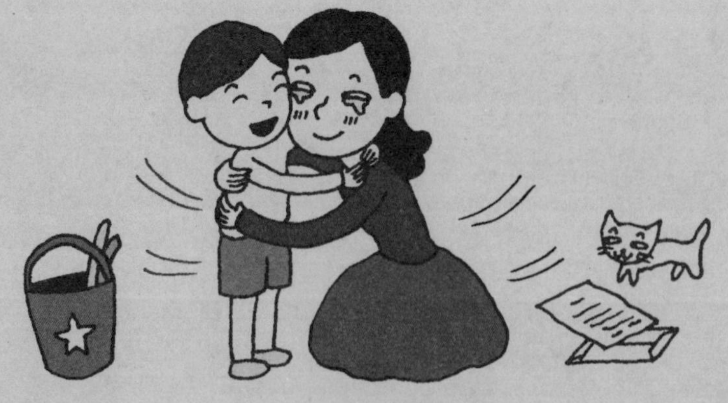

第4章

快快乐乐学说话

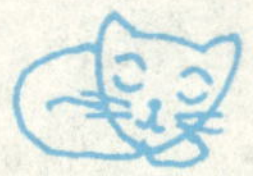

如果想与孩子好好沟通，父母首先要明确表达自己的意图和期望。不能轻视孩子，要认真倾听孩子说话。如果一开始父母能够与孩子平等坦诚的沟通，孩子慢慢就能与父母开诚布公地交流了。

宝宝的语言发展规律

有一次我给大女儿借来了几本儿童诗歌集，当我在朗诵郑载万的《我的家人》时，刚满11个月的二女儿突然咯咯地笑了起来。我开始反复朗诵这首诗，“姐姐，咩咩；我，咯咯；爸爸，叽叽；首尔阿姨家的宝宝也叽叽；妈妈属龙，龙龙……”宝宝一直咯咯地笑，可能是觉得我朗诵的语调很有意思吧。还有一次是二女儿快满2周岁时，有一天我跟她说：“我把电视关了行吗？”孩子猛然站起来说：“放下关闭！”她把不要关电视的意思用如此奇怪的语言表达出来。由此可以知道，孩子在能以大人理解的方式流畅地说话之前，已经形成了很多概念，并能做出相应的反应。

最近，心理学家艾马斯(Eimas)研究了新生婴儿的语言能力，这是一个有关新生儿能不能分辨出“巴(ba)”音和“怕(pa)”音的实验。很多大人都无法清楚地分辨出这两个音节，即使是英语说得很流畅的人有时候也会混淆。但实验结果表明，出生4周的婴儿已能够区分这两个发音。

实验是这样进行的。艾马斯把出生4周的婴儿分成两组，并在这些婴儿的奶嘴里接上扩音器，然后给一组孩子听“巴(ba)”音，给另一组孩子听“怕(pa)”音。

一开始听到“巴(ba)”音的孩子，为了听到这个音就使劲吸奶嘴，但听了一段时间以后就不感兴趣了，然后停止吸奶嘴。当给他们听“怕(pa)”音时，宝宝又开始感兴趣了，为了听到这个声音他们又使劲地吸奶嘴。对另一组宝宝，艾马斯也做了相同的实验，让宝宝先听“怕(pa)”音，然

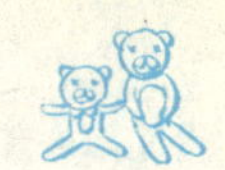

后再让他们听“巴（ba)”音。结果，他们的反应跟第一组的孩子一样。

这就证明了宝宝能很好地区分两个很相近的音节，甚至可以自己学习语言。大人理应在这方面做孩子的楷模，说正确的、规范化的语言，帮助宝宝提高语言能力。为了让孩子的天赋得到充分的发挥，大人还应该以非权威的、引导的心态对待宝宝。

宝宝的语言能力是在几个阶段慢慢形成的。一开始宝宝的咿呀学语让人很难听明白，但从中却可以看出宝宝的情绪如何。如果你用眼睛正视着宝宝，对他说话，他会很高兴，会更努力地想要说些什么。不知道这是因为宝宝觉得对方听懂了自己的意思而高兴呢，还是因为有人陪他说话而感到兴奋呢。

过了这个咿呀学语的时期，宝宝就开始使用单个词语说话了。而这时候的“妈妈”可能是指所有的女人。小时候在美国时，我的大女儿看到美国男人就叫“爸爸”，看到韩国女子就叫“妈妈”。

我家的三女儿刚会使用单个词语说话时，有一次我带着3个孩子坐出租车，三女儿坐进车里一看到司机就开口叫他“爸爸”。不仅是出租车司机，三女儿把抄电表的男人、送奶的男人、送煤气的男人也都叫“爸爸”。她这是把成年男子统称为“爸爸”了，也就是说，她这时候已经知道爸爸和别的男人是同一类人，但还没能把“男人”和“爸爸”这两个词的意思区分开来。

宝宝每次学会一句话后就很喜欢到处用，慢慢地他们就会明白妈妈以外的女子应该叫“阿姨”，爸爸以外的男子应该叫“叔叔”。

过了2周岁以后，孩子可以把两个词语组合起来使用，比如，“妈妈，好吃的”“爸爸，鼻子”“妈妈，疼”“俞真，好吃的”“姑妈，漂亮”“外婆妈妈（妈妈上班以后，照顾自己的外婆像妈妈一样的意思)”等。孩子自己用两个词语组合成的语句有时候很好笑，但宝宝却乐此不疲，也不管别人听得懂还是听不懂，也不管别人笑不笑，慢慢地他们的语言会越来越丰富。(如果大人能像宝宝这样不看别人眼色，不讲究体面，不怕说错话，外语一定会学得很棒。)

3 周岁以后，宝宝可以用 3 个词语组成一句话，这时的宝宝喜欢用以前学过的词语，如“我不干”会发展成“我的不是裤子”“我傻瓜不是”“我的不是叔叔”等，他们喜欢用“不”字。

观察学说话的宝宝，我们可以发现，**强迫宝宝学东西或让他熟练地背诵并不能达到学习的目的。**而他们自己听了以后学会的话，即便刚开始不熟练，经过反复练习也可以说得很好。

大人应该使用正确的语言，尽量给孩子提供丰富而正确的语言环境，因为大人使用的词汇或说话的态度会在不知不觉中影响孩子的语言习惯。

沟通的同步性

同步性是指两个人交流时的动作和表情能形成互动。一个文化圈里的人共同使用的动作和表情就体现了同步性。

刚到美国的第一天，我觉得连街上的汽车声音都很陌生，在街上行走，去商店买东西都让我感到很陌生。在国内的商店里，找零钱是店员在心里先算好了以后再找给你，而美国人不一样，假如客人用 5 美元买了 2 美元 50 美分的商品，店员就会说：“您买的东西是 2 美元 50 美分，再加 50 美分是 3 美元，然后再加 1 美元是 4 美元，再加上 1 美元是 5 美元。”然后才把零钱找给你。

到过国外的人都会非常真切地感受到自己是外国人。我在国内学过英语，学得还算不错，但真正到了美国后，却发现自己有时候连很简单的话也听不明白。我们想让人走近点时会用手指往里扣的动作来表达，而美国人却把这个动作当成是再见的意思。他们表达走近点的意思是手心向上，翘起食指做出往里拉的动作。在表示否定时我们韩国人不怎么动身体，只是模糊地表示；而美国人的动作却非常强烈，他们会耸一耸肩，两个手心朝天。到了国外以后，这种陌生感跟语言一同表达出来，并且与身体的动作和表情紧密相关。

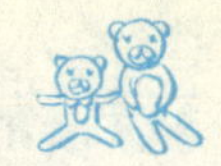

宝宝出生就如同突然被扔到一个完全陌生的世界一样，再聪明的宝宝也无法一下子领会家里人的语言、动作以及表情的内涵。刚出生的婴儿对外在世界的陌生感应该比大人刚到国外时的感觉还要强烈吧。

生活中，宝宝可以模仿家里人的身体动作、表情以及说话的态度等，这样，宝宝长大以后的说话方式和表情就会越来越像家里人。这就是在相互影响中产生的同步性。即使不说话，通过动作或表情也能沟通的那种感觉就是同步性。看电影或看电视比光听声音或光看画面感觉更加强烈，也是因为可以体会到主人公的感受，这就是同步性。

康登 (Condon) 和桑德斯 (Sanders) 曾经研究过宝宝有没有这种同步性的问题。他们的研究对象是刚出生 12 个小时的宝宝。他们给宝宝听事先录好的英语说话声、英语中删掉元音的声音、有规则的敲打声、汉语说话声，还有大人直接说话的声音。结果，宝宝听到大人直接说话的声音和英语、汉语的录音后动了动手指或胳膊，而对于删掉元音的声音和规则的敲打声，根本没作出任何反应。更令人惊讶的是，这些宝宝是在美国东部出生的，却能对汉语作出反应。这就告诉我们，宝宝也有沟通的同步性。

如果在妈妈说话的时候宝宝表现出同步性，那么妈妈会觉得孩子特别可爱。但如果孩子没有表现出同步性，妈妈可能会失望，觉得两人没有达到亲密的程度。如果宝宝在妈妈那里学不到沟通的方法，那么在成长过程中与别人沟通时也会出现一些问题。

有了同步性，孩子才能学到其他民族文化中微妙的部分。久居美国的移民二代在外表上与普通韩国人没有什么区别，也会说韩国话，但总觉得他们跟普通韩国人不一样，这是因为他们已经学会了美国式的沟通方法，而始终没有机会了解韩国式的沟通特点。

所以，宝宝出生后妈妈就高高兴兴地跟他说话吧，虽然宝宝听不懂，但还是需要多跟他说话，因为在这个过程中宝宝将学会同步性。

听一听宝宝的心里话

在宝宝和妈妈的交流中，非语言的沟通比较多。看到宝宝皱眉头，妈妈就知道宝宝的尿布湿了；看到宝宝笑，妈妈就知道宝宝高兴了。因为宝宝听不懂语言，他们与妈妈是通过亲吻或拥抱等皮肤接触来进行沟通的。

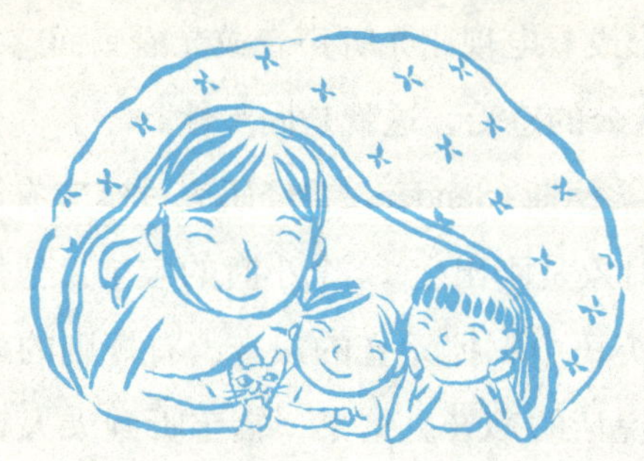

等宝宝学会叫“爸爸”“妈妈”以后，就开始减少和妈妈的非语言性沟通。随着思维越来越复杂、学会的单词越来越多，宝宝就想用语言来表达自己的意思。宝宝的咿呀学语里总有一两句是大人可以听得懂的。

这时候的宝宝会使用他们自己独特的语言，也有很多妈妈喜欢用“宝宝语言”和宝宝对话，不过这不利于宝宝学会更熟练的对话。父母应该懂得如何使用好宝宝语言，但跟宝宝说话时应该使用正确的对话方法，这样才能提高宝宝的词汇量，同时还可以让宝宝学会句子结构。当然还要根据宝宝的年龄选择合适的词汇和句子的长度。跟很小的宝宝说话时使用单个词语比较好，但跟3周岁以上的宝宝说话时，应尽量用3个词语组成的句子，并且一句一句地、清清楚楚地说比较好。

父母应该掌握好与孩子沟通的方法。大部分情况下，孩子是用语言来表达心里所想的，但有时候也会所说非所想或词不达意。如果不明白孩子心里想什么，只是根据孩子说话和行动的表面意思来理解的话，孩子会觉得父母不理解自己，这样就很容易产生隔阂。

可能你也经历过这种事情。当孩子说不舒服时，父母便火急火燎地带

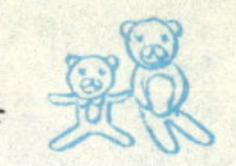

他去医院，可大夫却说什么毛病也没有。眼睛看不见啦，头疼啦，腿麻啦等，虽然可能会有些不舒服，但更多的时候是孩子想得到爸爸妈妈更多的爱才会这样说。看来，爸爸妈妈有必要理解孩子的真实想法。

认真倾听宝宝的话

在美国时，有一次我被邀请到邻居家做客。他家有个 5 岁的小男孩，还养了一只小猫。那天好多人坐在客厅里聊天。忽然，小猫在屋子里撒尿了，大家都觉得有趣，于是纷纷谈起了猫。

这时候，主人家 5 岁的儿子突然站在客厅的椅子上撒起尿来。我们以为主人一定会觉得很丢脸，可是那位妈妈却紧紧抱着孩子说："约翰 (John)，小猫虽然很可爱，但怎么也比不上你呀。"

我家二女儿在 18 个月左右，如果睡觉时想尿尿，就会起来哭或做一些奇怪的动作。有一次我正与好久没见面的母亲聊天，二女儿忽然动来动去，"想尿尿吗？"我赶紧把孩子抱起来，这时在旁边睡的大女儿忽然站起来看着我的脸，然后就往雪白的褥子上哗啦啦地尿起来。我赶紧把二女儿交给母亲，紧紧地抱住大女儿。

"是不是因为妹妹每次尿尿时都是妈妈抱着，你生气啦？你知道吗？俞美不像妹妹那样尿尿，妈妈也照样喜欢。"

听了我的话，大女儿笑了，自己把湿裤子脱下来，然后躺到另一个被窝里睡去了。我想大女儿是想得到妈妈更多的爱吧。日常生活中，大人很多时候大人无法理解孩子心里想什么，有时候理解错了反而会让孩子更生气。

要想知道孩子心里究竟想什么，首先必须好好倾听孩子说的话。大人忙的时候经常不认真听孩子说话，说些"好了，好了，知道了”之类的话来应付孩子，其实孩子很清楚父母根本没有认真听自己说话，所以有时候也会表示抗议：“妈妈，你听不听啊？”

跟孩子说话的时候多用一些“啊！是吗？”“伤心了吧？”“生气了吗？”“哈哈，真有意思！”“然后呢？“是吗？”之类的话，让孩子有心情说话。孩子在外面遇到生气的事情，跟小朋友吵架了，对老师有不满等，这些问题在与父母交流沟通后就会自然而然地得到解决。这就像大人生气时想找一个心灵相通的人谈心一样，即便对方没给你出什么主意，自己也能想出解决方法或者消除不安和挫折感。

让孩子坦率地说出心里话

韩国人喜欢含蓄地表达自己的意思，认为这是种美德。有时候一个人很直率地表达出自己的意愿反而会被认为是轻率的表现。当然，以前的社会不像现在这么复杂，所以含蓄地表达意愿可以说是一种美德。现在不同了，社会环境变得复杂了，办事都讲究效率，所以应该学会直截了当地表达自己的意思。

比如，有一对夫妻的结婚纪念日到了，妻子想好好庆祝一下。她给在公司里忙碌的丈夫打了个电话，委婉地问："你今天忙吗？我要不要去你们公司附近？"你们说，她的先生会怎么回答？先生大概会说："我当然忙啦，你有什么事情需要到我公司附近来呢？"

通常我们并没有把心里话好好地表达出来，却希望对方能明白自己的意思。人不是神仙，你没有明确地表达清楚，对方怎么能知道你真正的想法呢？

"我要不要去你们公司附近？"妻子跟丈夫这么说以后，如果遭到丈夫的拒绝，她可能会觉得自己特别不幸。她会想："你看，我早知道他会这么说，他根本就不关心我。"如果妻子说："亲爱的，难道你忘记了吗？今天是个特别的日子，我想和你好好庆祝一下。"然后两个人开开心心地享受一个美好的结婚纪念日，这样不是更好吗？

有时孩子也会学着拐弯抹角地说话，特别是对于不好意思提出来的事情，或怕挨骂的事情。"妈妈，那个什么来着，××买了一双特别贵的运动鞋。"妈妈这时候要是稍微提高点嗓音，"是吗？那又怎么样？"孩子马上会说："没什么。"其实孩子很想要那种鞋，只是觉得含蓄地表达出来比较保险，而父母因为不知道孩子心里的真实想法通常会那样反问。

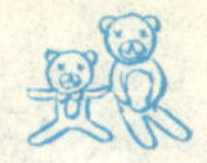

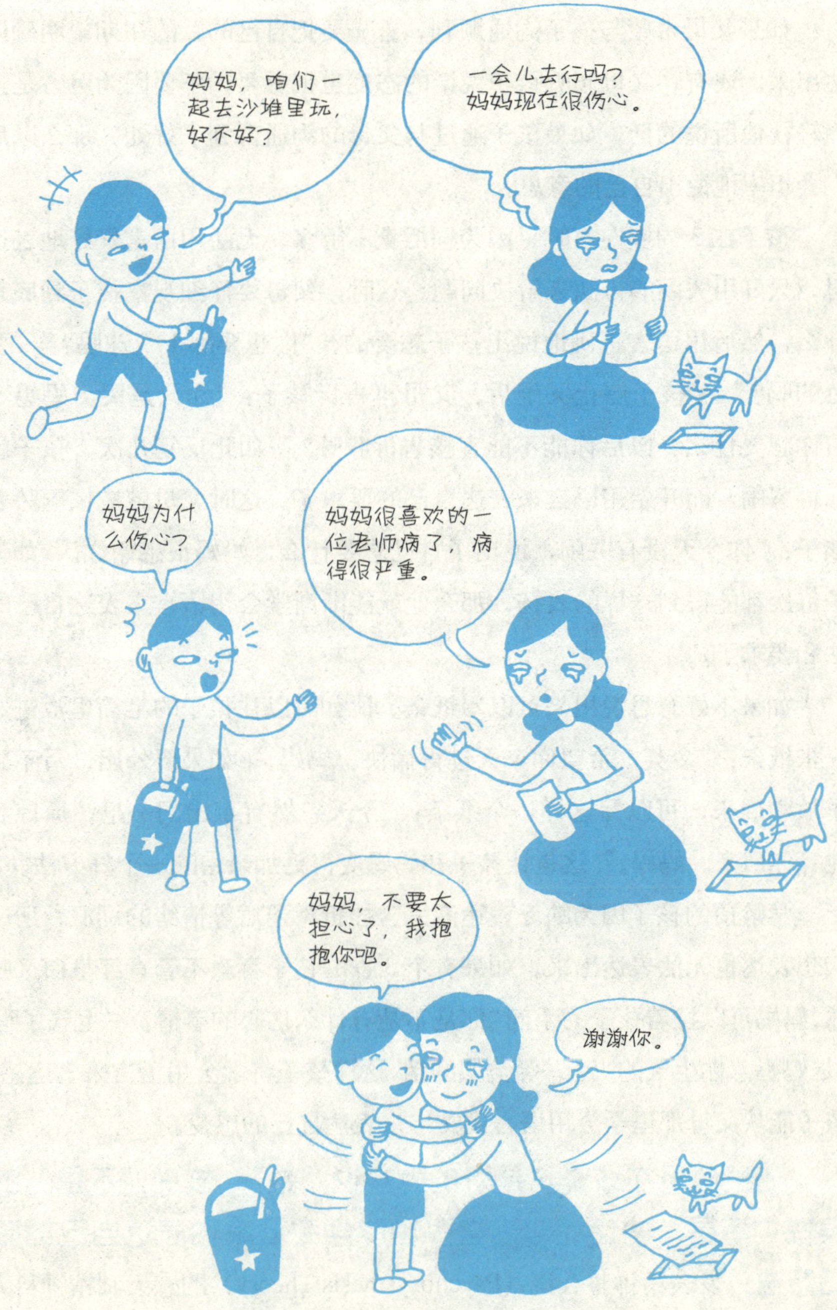

妈妈，咱们一起去沙堆里玩，好不好？

一会儿去行吗？妈妈现在很伤心。

妈妈为什么伤心？

妈妈很喜欢的一位老师病了，病得很严重。

妈妈，不要太担心了，我抱抱你吧。

谢谢你。

作为孩子的榜样，父母首先应该能明确地表达内心的想法。这样，孩子才能从父母身上学到只有明确地表达意思才能让对方明白的道理。

如果父母希望与孩子沟通顺利，首先要把自己的目的和期望明确地表达出来。还有，父母倾听孩子说话的态度也很重要，不要因为对方是孩子而轻视他所说的话。如果孩子通过与父母的沟通得到了好处，那么以后他们会坦率地说出自己的意思。

孩子在3周岁左右时，因为词汇量不够多，无法用语言好好地表达意思，只好用哭闹的方法来解决问题。这时，父母要仔细观察孩子到底想要什么，然后用语言正确地说出孩子想要的，“你想要那个气球吗？”“要红色的吗？”等孩子停止哭闹后，父母再告诉孩子：“你只是哭，妈妈不明白你想要什么？以后你能不能直接告诉我呀？”如此反复几次，孩子就不会再哭闹，而开始用语言来表达自己的要求了。这时父母就应该顺势表扬孩子：“你今天没有哭闹，说出了自己想要什么，妈妈很感谢你。”如果孩子每次都能得到这样的表扬，那么他就能渐渐学会用语言来表达自己的想法和要求了。

如果不好意思说出来可以写纸条。比如可以往孩子的笔筒里放进这样一张纸条：“多英，希望你今天过得愉快，妈妈。”如果要外出，看不到孩子放学回来，可以写这样一个纸条：“今天忽然有事出门一趟。原谅我没能等你回来。妈妈。”这是让孩子和妈妈变得更加亲密的一个好方法。

学龄前的孩子因为缺乏表达高兴、挫折、矛盾等情绪的词汇，所以他们想表达也无法表达出来。如果有个3岁的孩子喜欢不管青红皂白又咬又抓，妈妈可以拉着孩子的手问“你是不是有什么伤心的事情？”“生气了吗？”“是妈妈惹你生气的吗？”等类似的话，这样孩子将学会用语言来表达感情。孩子能从父母那里学会用语言或文字来表达自己的感受。

如果父母在该说“是”的时候说“是”，该说“不是”的时候说“不是”的话，那么孩子也能学会坦率地表达自己的感受和想法。发表精神整合论（Psychosysthesis Theory）的意大利精神科大夫阿萨吉奥利(Assagioli)说，能清楚地说出“是”和“不是”在人形成精神

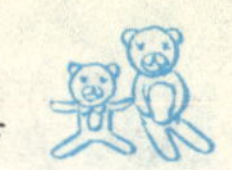

整合的过程中起着非常重要的作用。

传授这一理论的一位美国教授在训练学生不管别人的眼色，理直气壮地说出自己的要求时，给他们出了一些相关的难题。比如，只给学生们 5 美元，然后让他们去加油站加油，并要求开具收据。只有 5 美元是他们的状况，同时又是他们的权利，所以他们也应该理直气壮地跟加油站员工要收据。还有就是在商店里试穿多件衣服以后，理直气壮地说不买。这种事情看上去虽然不起眼，但会把学生们训练得更加自信和坦率。

我们在跟孩子相处时，即使不大声嚷嚷也应当能理直气壮地说出“是”或“不是”。当然如果只是为自己考虑的话，有时候确实很难说出“是”或“不是”，但只要你想让你的孩子成为光明磊落的人，就应该从自身做起并付诸行动。

告诉宝宝爸爸和妈妈的事情

让孩子坦率地说出心里话是非常重要的。如果孩子不用语言或行动表达自己的想法，大人就只能去猜测，而这难免有猜错的时候；即使猜对了，也耽误了时机，无法及时帮助孩子。所以要知道孩子心里想些什么，就得让孩子说出来。能让孩子说出心里话的秘诀是：父母要认真听孩子说话。

双职工父母下班后，回到家里看见孩子又在唧唧喳喳不停地说话，会觉得很累，所以有的人干脆等孩子睡着了之后再回家。他们说上班已经很累了，回家再受累的话，第二天就无法上班了。

听孩子唧唧喳喳地说个没完的确很累，但婴幼儿时期的孩子是需要有人倾听他们的想法和感受的，孩子希望爸爸妈妈能分担他们的喜怒哀乐，这样孩子才能快乐地成长。孩子再长大些，上小学四、五年级后，就再也不会要求父母听他说话了。

如果孩子需要父母帮助时没有得到帮助，那么在将来的成长过程中，他就再也不会请求父母帮忙了。这样问题可能会很严重。所以在孩子的婴幼儿时期，父母即使再累也要尽可能多地投入时间和精力听一听孩子所说的话。

有的妈妈虽然明白倾听孩子说话的重要性，也想做好，但却不知道该怎么做，因此在孩子说话时只能装模作样，一副听懂了的样子。可是孩子很敏感，他们知道父母没有认真听自己说话。“妈妈，看着我。”“妈妈，我刚才说什么了？”孩子会这样反问父母。那么，在你很疲劳的时候如果孩子想谈点什么，你不妨坦率地告诉孩子，“妈妈（爸爸）现在很累，能不能过一会儿再谈？”而且一定要遵守约定。在休息之后对孩子说：“谢谢你能等妈妈（爸爸）休息一会儿。现在我可以听你说了。”这样孩子就可以理解爸爸妈妈的状况，同时，也可以心平气和地说话了。

我们在生活中确实会遇到很多无法分身的事情，要干的活太多、家里来了客人、身体不舒服等，导致我们无法好好听孩子说话。这时候，有的父母会说，“你真麻烦！”“你怎么整天说个不停呢？”但孩子根本不明白父母的情况，所以只会认为父母不想听自己说话。因此父母在忙碌、疲劳时可以坦率地对孩子说明情况，如“妈妈正在打电话，我们一会儿再聊行吗？”“妈妈正跟客人说话呢，等客人走了再说行吗？”等。

如果父母把自己的情况如实地告诉孩子，即使没有听孩子说话，孩子也不会觉得受到了挫折。但父母对已经许下的承诺一定要遵守，不能因为太累或太忙就推来推去，这样孩子以后就不会信任父母了。

可以使用这种方法：睡觉之前跟孩子交流。“刚才你想说什么来着？能不能现在说呀？”如果妈妈拉着孩子的手亲切地说话，孩子肯定会乐意说的，虽然这时候孩子说的不一定是原来想说的，但一定是孩子的心里话。

因为我不是全职主妇，无法随时和孩子谈心，所以我经常先告诉孩子我的情况，然后再约时间听孩子说话。虽然有时候觉得对不起孩子，但我还是专门设定了“与大女儿的谈话时间”“与二女儿的谈话时间”和“与三女儿的谈话时间”，觉得这样可以拥有让人愉快的沟通时间。如果实在是太忙，还可以把这个作息时间改为“大女儿和爸爸的谈话时间”“二女

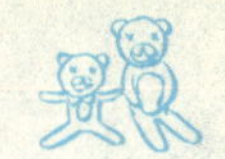

儿和奶奶的谈话时间”等。

父母在告诉孩子自己的情况时，有时候喜欢训斥孩子。当然父母这样做的出发点是好的，但结果往往会让父母的好愿望落空。我们小时候不是也不喜欢被大人教训吗？现在的孩子更不喜欢。人们在 4 000 年前的古埃及金字塔里发现有这样一段文字：“现在的年轻人不愿意听大人说话，不懂礼貌。”看来不管是古代还是现代，年轻人都想自由地描绘自己的梦想。

“不要把房子弄得一塌糊涂，行吗？”

“你越来越不爱学习了，到底想干什么？”

从父母的角度来看，这些话都是为孩子好才说的，但就是得不到孩子心灵的共鸣。这样根本无法让孩子知道父母的情况，反而使父母和孩子之间产生隔阂。互相产生共鸣的谈话才能够使父母和孩子的心灵相通。

幼儿时期的英语教育是必需的吗

现在我国的幼儿正被英语风暴折磨着。学英语对将来确实大有好处，但更重要的是什么时候学，怎么学。过早学习英语反而不好。有个孩子盲目地背诵了很多英语单词，其中包含有“ten”这个单词。因为不知道单词的意思，只要看到有“t”这个字母，他就念成“ten”的音。

还有一个孩子只会用单个词语来表达意思，他把幼儿园的老师也叫妈妈，只要是生气就喊“No”。所以根本无法跟同龄的孩子交流，当然就没有朋友了。同龄的孩子已经可以用4个以上的词来组句了，这个孩子却做不到。究其原因，是因为孩子的妈妈在他还是婴儿时就开始用英语跟他说话了。因为我们在日常生活中用不到英语，孩子无法理解听到的英语的意思。他说出的英语实际上没有任何意义，只是罗列单词而已。如果小孩子的国语水平还停留在基础阶段，过早进行英语教育的孩子当中有一些就无法用母语来沟通，只会喃喃自语。

语言学家认为，世界上的语言虽然各不相同，但语言学习的内部结构是一样的，所以只要把母语学好了，另一种语言也将比较容易学习。以前，台湾的幼儿园给孩子教过英语，但后来发现，这会让孩子的母语能力下降，于是1997年开始停止教授幼儿英语。2006年，新加坡也以同样的理由劝阻人们不要给幼儿教授英语。

英语教育应该在孩子学会使用母语以后开始为好。我曾在京畿道阳平郡的小学里教过英语，并且确信在小学阶段开始学英语也为时不晚。

婴幼儿时期让孩子看到外国人用英语说话的样子，使孩子认识到“英语是美国人或英国人使用的语言”，同时培养孩子沟通的欲望就足够了。

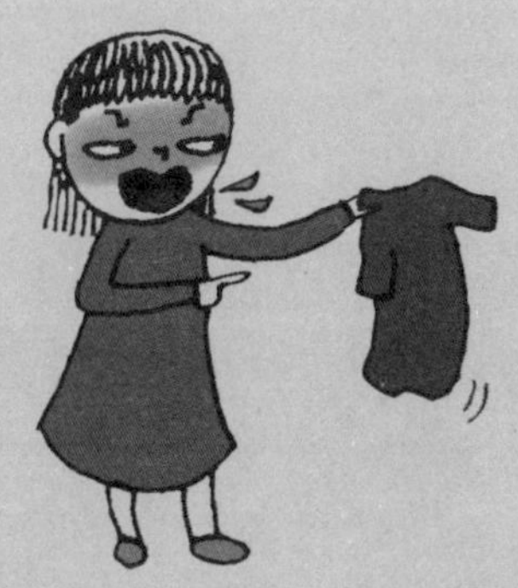
妈妈，这件衣服是男孩衣服的颜色，
我不想穿！

第 5 章

孩子的性教育

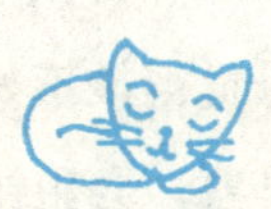

英国的汉斯·克莱特和美国的心理学家苯斯塔因研究了怎样回答孩子有关出生的提问。苯斯塔因给 3 周岁到 12 周岁的孩子提出了“宝宝从哪里来”的问题。结果孩子对此问题的想法并没有大人想象的那样深刻。孩子对性的好奇心只停留在“爸爸妈妈为什么比我个子高”的程度而已。孩子在 12 岁以后才明白生孩子需要爸爸妈妈身体里的精子和卵子结合才行的道理。

宝宝是从哪里来的

澡堂里有个 5 岁左右的女孩和年轻的妈妈在愉快地聊天。“妈妈，天花板上掉水滴了。”“那是蒸汽。看见蒸汽了吗？那是蒸汽掉下来的缘故。”“为什么掉下来？”“因为天花板是凉的，蒸汽升到天花板上接触到凉的东西，就变成水滴掉下来了。”“妈妈，你看有那么多的水滴！”

这时，孩子提出了另一个问题：“妈妈，孩子是从哪里来的？”年轻的妈妈马上环视了一下周围，然后装做没听见。孩子又问：“妈妈，是不是从肚脐眼里生孩子呀？”这下妈妈好像抓住了救命稻草似的马上回答，“是呀，是从肚脐眼里生出来的。”“肚脐眼那么小也能生出来吗？”“是呀，就是那样。”

养育孩子时经常会碰到一些难以回答的问题。其中关于出生的问题父母觉得最不好回答。有些家长觉得不好意思，有些家长担心这样孩子会太早熟，会犯错误。

孩子对性、出生以及结婚感兴趣是理所当然的事情。弗洛伊德认为，人对性感兴趣是出于本能（潜意识里的本能），是谁都会有的欲望。

最近英国的汉斯·科利特 (hans colet) 和美国的心理学家伯恩斯坦 (Bernstein) 研究了该怎样回答孩子有关出生的提问。伯恩斯坦向 3 周岁到 12 周岁的孩子提出了“宝宝从哪里来”这个问题。

结果孩子对此问题的想法并没有大人想象的那样深刻。孩子对性的好奇心只停留在“爸爸妈妈为什么比我个子高”的程度而已。孩子在 12 岁以后才能明白生孩子需要爸爸妈妈身体里的精子和卵子的结合。当然有些

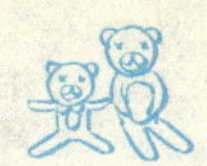

在幼儿园里接受性教育的五六岁孩子会使用精子、卵子等词语，但这就像叫好朋友的名字一样，只是一个单词而已，不能真正理解精子和卵子要通过性交才能结合。

对于伯恩斯坦的“宝宝是从哪里来”的提问，3 岁的孩子一般会回答，“从商店里买来的。”“工厂里造出来的。”5 ～ 6 周岁的孩子会回答：“宝宝是在妈妈身体里的婴儿房里长大后才可以出来。”7 周岁左右的孩子开始明白生孩子必须得有爸爸，但并不是已经掌握了相关的生理学知识。我孩子的二姨快要生孩子的时候，5 周岁的多英说：“我知道是怎么回事。是姨夫的种子进到姨妈的身体里变成了孩子。”当大人再问姨夫的种子怎么钻进姨妈的身体里时，孩子用手指在姨夫的肩膀上捋一下，又移到姨妈的肩膀上，再用手指捋一下，最后把手贴到姨妈的肚子上，然后说：“就是这样啊。”

儿童专家认为，孩子对事物的认识是随着年龄的增长而变化的。同样，孩子对“出生”的理解也是随着年龄的变化而发展的。所以不用害怕告诉孩子宝宝是怎么出生的。

4 周岁的孩子问宝宝是从哪里来的时候，妈妈只要告诉他“宝宝是从宝宝的房子里出来的”就行了；上幼儿园的孩子问的话，只要告诉他“妈妈身体里有宝宝的小房子，宝宝在那里长 10 个月左右就出来了”。孩子要是问起宝宝是怎么住到小房子里的，你可以告诉他：“妈妈身体里的卵子和爸爸的精子见面了就可以进去。”一个 5 周岁的孩子一般都不会再问过多其他的内容。他们大都满足于大人诚实自然的回答。

如果大人觉得回答孩子的这些问题好像是暴露夫妻之间的隐私，表现得惊慌失措，孩子可能就会对自己的提问感到不好意思或产生罪恶感，也许还想从别的地方得到相关知识来满足好奇心。

如果父母根据孩子的年龄和接受能力告诉孩子有关性和生产的知识，孩子就不会想到去别的地方满足好奇心。我们小时候，父母越想隐瞒，我们就越想知道。

即使父母不告诉孩子，孩子也会想办法满足自己对性和生产的好奇心。如果侥幸获得正确的性知识还好，但这是背着父母弄明白的，孩子也可能由此产生负罪感，觉得干了一件不光彩的事情。这会影响孩子对性的态度。瞒着父母结交异性或偷偷上医院解决问题的事情是古今中外一直都存在的，而且以后还会发生这种事情。**如果父母自然地、平静地告诉孩子相关的性知识，孩子就不用偷偷摸摸了。**

在多英6周岁、俊基4周岁半的时候，孩子就开始对对方的性器官感兴趣，有一次，我刚好发现他们俩想互相触摸对方的性器官。我告诉他们："这是很重要的器官，是长大以后生孩子用的，不可以随便玩。而且姐弟俩是不能结婚的。"后来我观察到，他们再也不摸性器官了。

这当然还得归功于我们仔细观察孩子，并且给他们安排各种多姿多彩的活动。孩子对性的好奇心相当强烈，所以应该准备能抵消这些好奇心的有趣活动才行。

即使家人对孩子进行的性教育很成功，也无法控制周围的人，所以一定要注意孩子的身心安全。一定要告诉女孩，当大男孩或大人想做出不适当的行为时，要勇敢地说"不"。对男孩也要告诉他们，如果因为一时的性冲动做出不该做的行为，将给女孩子的心灵留下无法磨灭的伤痛。

我的大女儿上小学三年级时，有一天她忽然给我打电话。孩子因为恐惧连话都说不连贯了，"妈妈，有个中学生哥哥……"我赶紧坐车过去，看孩子是否安全。孩子结结巴巴地说出了过程。原来她带着3岁的妹妹去邻居朋友家玩，在路过一个僻静的小巷时，来了个男中学生向她们要钱。她们说没钱，那男孩就想撩起大女儿的裙子。小女儿吓得大哭，那个男生还威胁她们："再哭就杀死你们！"刚好这时有辆私家车经过，大女儿拽着妹妹的手使出吃奶的劲跑了回来。

孩子差点被性侵害，她好像还不知道这是多么严重的事情。我紧紧抱住孩子，告诉她，好在今天没出事，男孩子会因为性冲动而在看到女孩的时候想亲一亲或想有性行为。这时候，女孩子应该理智地处理。我尽量用孩子能听懂的语言非常谨慎地告诉孩子，性交不是坏事，但长大结婚后做会更好，还有性交是指男人的性器官进入女人身体里，然后男人的精子和

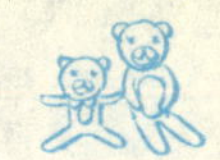

女人的卵子结合就会怀孕，怀孕了就要生宝宝，太小的女孩无法面对和处理这些事情。

妈妈，宝宝是从哪儿来的？
宝宝是从妈妈肚子里的宝宝房子里出来的，你也是从那来的呀。
呱呱

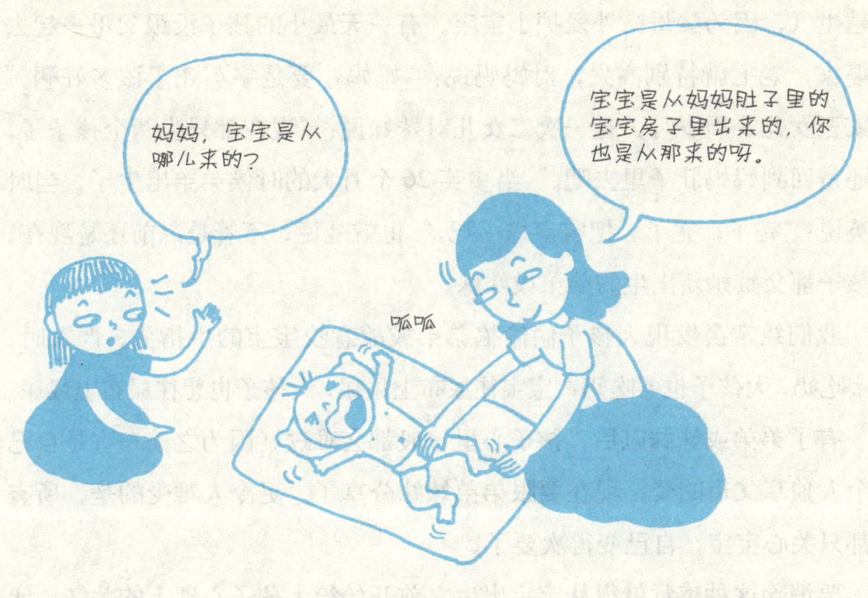

让人惊讶的是孩子说早已在朋友家看过色情片，她还知道宝宝在妈妈的肚子里是倒立的。我问她是怎么知道宝宝在妈妈肚子里是倒立着的。孩子说，医院的墙壁上有图画啊。在那之前我认为孩子还小，没有对他们进行具体的性教育，但孩子已经通过各种途径掌握了不少跟性相关的知识。

当时我的大女儿虽然懂得不少性知识，却不了解该怎样把那些知识与自己的生活联系起来，更不会综合分析哪些是有关联的。那天孩子问了不少问题，我也尽量简单地回答。在整个讲解过程中我都特别小心，出言谨慎，不让女儿认为性是肮脏的。这是为了防止孩子长大后出现把所有男人都当成坏人而回避结婚的状况。

有了弟弟妹妹以后

已经有7个孩子的家庭里又出生了一个宝宝，当了3年老小的老七越想越生气，因为父母格外爱护小宝宝。有一天最小的孩子没跟父母一起去外婆家，老七就特别高兴，对妈妈说："妈妈，要是宇英死了该多好啊。"我家三女儿2周岁时，有一次二女儿对妹妹说："现在都只生两个孩子了，你还是回到妈妈肚子里去吧。"当多英26个月大的时候弟弟出生了，当时多英说："完了，完了。把宝宝扔了吧。"也就是说，不管是以前还是现在，大孩子都会嫉妒新出生的弟弟或妹妹。

我们经常会发现大孩子偷偷掐弟弟或故意咬宝宝的手指头。严重时，宝宝吃奶，大孩子也要吃奶；宝宝往尿布上尿尿，大孩子也想往尿布上尿尿。

有了弟弟或妹妹以后，孩子心里一般都会难过，因为之前一直是自己一个人独享父母的爱，现在要跟弟弟妹妹分享了。更令人难受的是，所有人都只关心宝宝，自己变得次要了。

要消除这种感觉就得从宝宝出生之前开始给大孩子心理上的关怀。比如，让孩子摸一摸妈妈的肚子，让他感受到胎动，让孩子也期盼弟弟或妹妹的出生。新生儿出生后，先让别人抱宝宝，妈妈则跟大孩子坐在一起或抱是着他，陪他说说话，孩子就不会因为嫉妒宝宝而哭闹，或者粗暴地对待宝宝了。

我在美国时看到过这样的事情。塞拉(Cera)2周岁半时，妈妈布伦达又怀孕了。当临近足月时她让女儿也摸摸隆起的肚子，然后让孩子想象宝宝长什么样。塞拉于是高高兴兴地等待着宝宝的出生。当弟弟出生后，她没有嫉妒或讨厌宝宝。当妈妈带着宝宝出院回家时，塞拉也一个劲地喊"宝宝，宝宝"。

宝宝出生后，父母在日常生活中更应该小心观察大孩子的心理变化。如果爸爸妈妈一门心思只顾宝宝，大孩子会认为自己得不到关心，会觉得孤独。当妈妈给宝宝喂奶时，爸爸可以陪大孩子一起玩，也可以让大孩子帮爸爸妈妈拿宝宝的尿布或奶瓶。这样大孩子就觉得自己和

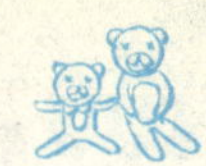

宝宝之间有联系，会积极参与到照顾宝宝的事情中去。

大人认为大孩子在弟弟妹妹出生之前已经得到了父母很多的爱，现在该把爱分给弟弟或妹妹了。但心理学家认为，很多大孩子在弟弟妹妹出生之后会感到不安。

弟弟妹妹出生之前，父母会把所有的爱都集中在大孩子身上，但忽然有一天父母把爱转移到新出生的宝宝身上，大孩子当然会感到空虚和冷清。大孩子会想："妈妈为什么一定要生弟弟（妹妹）呢？他们太让人伤心了。"有一个小学三年级的孩子在有了弟弟以后，每次当宝宝睡着后都要躺到妈妈的怀里说："妈妈，我也想当宝宝。"孩子对爱的需求并不因为已经得到过，现在就不需要了。

我是家里 8 个兄弟姐妹中的老大，妈妈因为既要照顾孩子又要做家务，非常忙碌，根本无暇顾及到我，反而希望我能帮忙。而我呢，想得到妈妈爱的渴望多于帮妈妈忙的想法，所以总是很伤心。

50 多年过去了，我依然能从外孙身上看到过去的我。因为当医生的妈妈比较忙，多英和俊基很多时间都跟姨妈待在一起，所以他们两个经常展开争夺姨妈的战争。我特别喜爱多英，孩子的姨妈则喜欢俊基。这样一来，多英特别想得到姨妈的宠爱，而俊基总想讨好我。有一次，我和俊基手拉着手走，多英看见了就不高兴，我就一手抱着一个孩子对他们说："多英啊，外婆光和你要好的话，俊基会生气的。"俊基马上点头表示同意。可多英说："不是的，我也会伤心。姨妈跟我们在一起的时间多，而外婆跟我们在一起的时间少。"

父母不在的时候大孩子也会自然而然地照顾弟弟妹妹。即便在家里孩子总打架，但到了外面，哥哥就会全力以赴地保护弟弟妹妹。

弟弟妹妹出生以后，大孩子嫉妒小孩子是因为他也想得到父母的爱。父母应该理解这一点，设身处地为大孩子着想。在外面能保护弟弟妹妹的是大孩子，而这个大孩子呢，只有在感觉到自己也被父母爱着的时候才能激发起爱护弟弟妹妹的勇气。

我在美国当幼儿教师时，看到学校给有了弟弟或妹妹的孩子举办小型聚会，感觉非常新奇，后来才发现这是非常明智的举措。“温迪（Wendy）有弟弟了，温迪当上姐姐了，多高兴啊！我们大家祝福温迪吧！”然后小朋友纷纷给温迪送上小礼物。有的给她画画，有的送给她剪纸。幼儿园还特别准备了好吃的，大家高高兴兴地庆祝了一番。

“我是非常重要的人。”这种想法对任何人都会有很大帮助。给有了弟弟或妹妹的孩子开个庆祝会，就可以使孩子产生这种想法。这样孩子也不会感觉到孤单。

抚弄性器官

在美国留学时我曾在一些地区的幼儿园和保育机构里打工，这些地区有贫有富。

富裕地区的幼儿园或保育机构里的孩子一般都在家里与父母一起生活；但贫困地区的幼儿园或保育机构里的孩子家庭状况一般都不太好，有的家庭父母离婚或分居，有的家庭经济上比较困难，父母一般都是在早上7点把孩子送到幼儿园或保育机构，晚上6点才接走。

和睦家庭的孩子一般都没有用手摸性器官的习惯和忧郁的表情，而在那些家庭条件不好的孩子当中，用手摸性器官的坏习惯比较普遍。他们经常一个人躲到没人的僻静地方或钻到桌子底下摸玩性器官。在保育机构里，跟我一起工作的美国教师无奈地说：“这地方的孩子明目张胆地手淫，我真拿他们没办法。教育他们，这些孩子非但不听话，还会反抗。”

虽然在程度上有所不同，但孩子小时候一般都用手抚弄过性器官。我们经常能看到刚满2周岁的宝宝看或抚弄自己的性器官。可能会遇到2周岁的男孩跟妈妈说：“妈妈，我的‘牛牛’变大了。”而4周岁的男孩则对着镜子抚弄性器官并使它膨胀起来。妈妈在大多数情况下看到这种情景会责骂孩子，这样无济于事，反而会让孩子更喜欢抚弄性器官。孩子一开始抚弄性器官其实就像认识眼睛、鼻子、嘴巴、耳朵、肚脐眼一样，是出于单纯的好奇心。因为这样而挨骂，他们的好奇

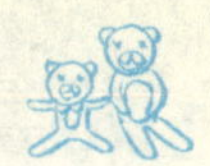

心就有可能受挫，并且他们还有可能走弯路。自己觉得没什么不好的，可妈妈却偏偏不允许，就想偷偷摸摸地尝试，从而产生逆反心理。

我的一个朋友因为担心 2 周岁的女儿，特意来找我咨询。她的女儿经常在桌子、叠好的被子等有棱角的地方蹭身体的局部，有时候嘴唇都发青了还不罢休。朋友想，现在就这样，这孩子长大了还了得。我劝她说："你给她安排些有意思的活动。比如，跟孩子一起玩沙子、玩水，或一起去儿童游乐场，在家里让孩子揉面粉玩也行，再有就是给孩子买蜡笔之类的，让她多画画。"朋友觉得这些事虽然比较麻烦，但比起孩子嘴唇发青好得多，所以就非常认真地照我的建议去做了。

后来这孩子长大了，在学校里她是一个兴趣广泛的聪明孩子，而且与朋友之间的关系也不错。如果当时她的父母为纠正那种行为而打骂孩子，事情可能会发展得很糟糕。他们给孩子提供的丰富多彩的活动肯定起到作用。事情已经过去 35 年，她的女儿现在是一名优秀的牙医，同时也是两个孩子的母亲，生活得很幸福。

如果孩子的手乱摸乱动，我们要悄悄地把他们的兴趣转移到别处去，带他们出去散步是个不错的方法。一般来说，孩子过了 3 周岁会对朋友之间的交往和游戏非常感兴趣，很少有孩子因为自慰而不能自拔。但是如果没有可以玩的，没有朋友，也没有可以说话的人，孩子的手可能就会自然而然地伸进裤子里。

心理学家认为自慰行为本身不会给孩子留下不良的后果，即不会出现性无能或不孕的现象，但这种行为会使孩子产生罪恶感，腐蚀他们的人格。孩子可能会想，"我以后会不会受到惩罚而不能生孩子？""会不会没有人愿意跟我结婚？""人们会不会骂我？"等。

对 2 周岁左右孩子的小动作父母不用大惊小怪，应该帮助孩子自然地度过这一时期。一定要理解孩子，每个人都会经历这一时期。还有最为重要的是，不要把 2 周岁孩子的这些行为跟他以后的青春期联系起来。虽然说，在养育孩子的过程中需要长远的计划，但过分的担心反而会毁掉孩子。

了解孩子的发育过程，以适合其年龄的方法养育孩子，这

样孩子才会健康幸福地成长。担心孩子10岁后可能会发生的事情而打击2岁孩子的好奇心，这样做是因为我们总是用成年人的思维方法去解决问题的方式的缘故。就如同2周岁孩子眼中的房子和大人眼中的房子长得不一样，同样对某个相同事物，孩子所理解的和大人所理解的概念完全不同。

女孩必须有女孩样，男孩必须有男孩样，对吗

我的大女儿上小学一年级时，有一次她哭着跑回家说："妈妈，我在学校踢球踢得最棒，应该由我来当队长，但他们说，我是女孩不能当队长。"养育孩子时我们往往对女孩强调顺从、被动、内向和非创意性，而对男孩则强调攻击性、挑战性、战略性和创意性。可是儿童专家认为，当女孩有男性行为特征或男孩有女性行为特征时，他们的理性能力是最高的。

应该摆脱女孩必须有女孩样，男孩必须有男孩样的固定观念。如果父母对打破这种固定观念不是特别重视，孩子无意识当中也会形成这种观念，那么社会上男女的差别就无法消除了。

例如，在一个有三个女儿的家庭中，二女儿有时会非常向往地说："我长大以后要当爸爸。"这个孩子肯定觉得女人不如男人，把自己放在比男人低下的位置上，才会说出这种话。还有一家有两个孩子，一个5岁的女孩和一个3岁的男孩。有一次，这对姐弟玩过家家的游戏，3岁的弟弟对姐姐说："妈妈不能顶撞爸爸。爸爸是很厉害的。"因为在这个家庭里爸爸是绝对权威，所以孩子玩过家家时也会这么说。

孩子以什么性别出生不是自己的意愿，也不是父母的责任。对孩子来说，从小就因为性别而受到歧视是不公平的。机会应该是均等的，不应该因为孩子的性别让他们连机会也得不到，他们应该得到和能力相匹配的机会。

以前我给小女儿讲过"三只熊"的故事。这个故事本来是以男性为中心展开的，但我给她讲的时候把男女的角色调换过来，熊妈妈修理椅子，熊爸爸煮粥、洗碗。第二次讲的时候再把内容纠正过来，这样反复讲了好

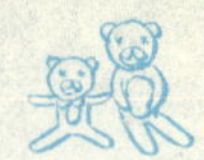

多次。一开始孩子觉得很奇怪，“妈妈，你讲错了，是熊妈妈煮粥。”但后来孩子慢慢接受了熊妈妈修理椅子，熊爸爸煮粥、洗碗的故事。后来当我问孩子“你想当医生还是护士”时，孩子回答说要当医生。再后来她还说要当兵呢。我很庆幸孩子心中“女人很多事不能做”的想法消失了。

“妈妈，这衣服的颜色是男孩子穿的颜色，我不想穿！”
“可是妈妈也穿了这种颜色的衣服，那么妈妈是男的吗？”

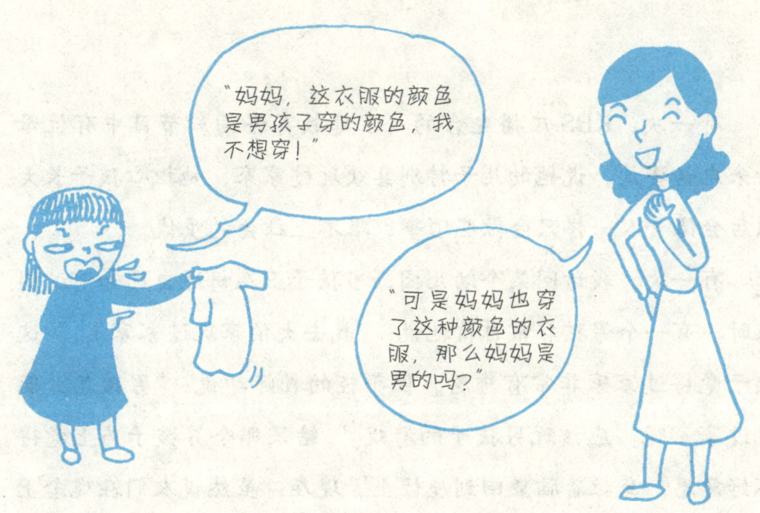

有一次我们全家人一起外出，孩子的爸爸开车。当时，6 周岁的三女儿忽然问我：“女人是不是不能开车？”我问她为什么，她说：“妈妈不是不会开车吗。”我觉得这可能会给女儿种下性别偏见的种子。为了纠正这种偏见，我学会了开车，让女儿认识到女人能做各种事情，世上不存在性别歧视的工作。

以后我们的社会将会高度产业化，需要更多的高级人才，女人也不可能只做家务。已经在韩国设立了分公司的麦肯锡咨询调查公司在 2002 年受女性部（2005 年改名为女性家庭部）委托而做的调查结果表明，如果韩国继续不积极利用女性劳动力，经济发展速度将会减慢。

为了能让孩子在未来社会里充分发挥作用，现在就要开始教育他们，并让他们在心理上做好各种准备。

不强求性别角色

有一次，KBS广播电台的《家庭教育咨询》节目中有位母亲来电话咨询，说她的儿子特别喜欢玩过家家，她担心孩子长大以后会像女人一样只会做些琐事，跟不上社会的步伐。

有一次，我访问某个幼儿园，当孩子正在讲述自己如何过周末时，有一个男孩非常自信地说："我去大伯家玩过家家了。"这孩子觉得过家家非常有意思。但年轻的教师却说："男孩怎么能玩过家家呢？应该玩男孩子的游戏。"结果那个男孩子马上觉得不好意思，耷拉着脑袋回到座位上。现在，虽然说人们在观念上发生了不少变化，但仍然有性别歧视观念的存在。

那么，男性和女性行为特征的差异是什么时候确定下来的呢？是先天性的还是后天性的？

婴儿心理学专家鲍尔认为，性别概念并不是受到性别本身的影响而形成的，而是父母的养育态度影响了性别概念的形成。戈登柏格和莱威斯发现，是父母在无意识地纠正孩子行为中的性别特征：当女孩做出了被认为符合女性特征的行为时，就会加以鼓励；而一旦出现男性行为特征时，则不是纠正就是非难。男孩则反之。也就是说，父母一般会根据自己认为正确的性别特征来养育孩子。所以说社会上的男女差异化意识是在父母养育孩子的过程中传达到孩子头脑中的。

宝宝的性别差异在什么时候表现得最多呢？美国心理学专家莫尼认为，孩子在1周岁时就已经出现了行为上的男女性别差异，

3 周岁时差不多都学会了性别差异。莫尼还观察了先天性带有两性特征的宝宝和他们的父母。大部分父母一开始就以自己认定的性别标准来养育孩子。本身是男性，但看起来像女性的孩子，一般都被按照女性的标准来养育，所以这些孩子养成了女性的行为特征。3 周岁以后当父母发现错误并想把孩子的性别行为特征纠正过来时，发现为时已晚，他们的女性行为特征已经无法改变。

宝宝的性别行为特征并不是其性别本身决定的，而是父母的态度决定。这一点对我们的启发很大。

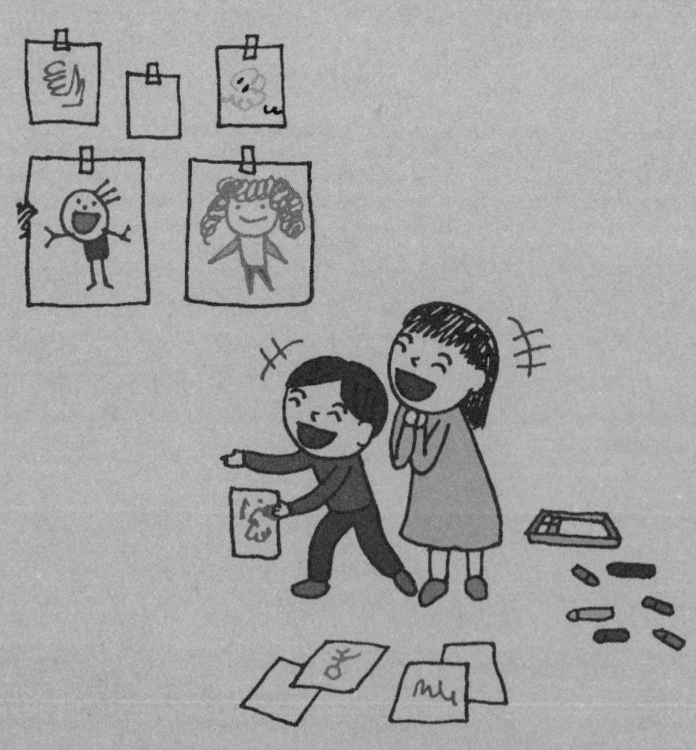

第 6 章

孩子和画

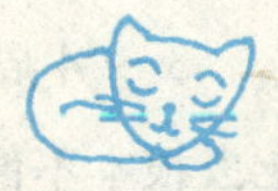

孩子在学会说话之前就开始喜欢涂鸦。用铅笔、蜡笔，还有妈妈的口红在地板上、墙壁上到处乱画。这是孩子开始画画的信号。凯洛格 (Kellogg) 认为这种涂鸦行为是孩子表达想法的方式之一。不让孩子涂鸦，他会觉得受到挫折，这可能会影响到孩子的自信心，他以后可能会变成害怕画画或干脆不会画画的孩子。

宝宝也会画画

宝宝也会画画吗？他们会画什么呢？

宝宝是在2周岁左右时开始学会画画的。但懂得欣赏宝宝的画并且收藏的大人却很少。只有极少数父母会把孩子的作品镶进相框里，挂在墙上，或把画搜集起来贴到剪贴簿里。

我家的三女儿在出生16个月左右时，有一天忽然抓起姐姐的蜡笔，在雪白的床单上画了起来，然后又开始往地板上画。孩子的姨妈看见她到处乱画，马上拿来抹布擦掉了。看见姨妈把自己的作品擦掉，孩子哭着喊了起来："不好，不好……"后来，我们给了她一张大大的图画纸，让她随便画，孩子才停止哭泣。对宝宝来说，这是她花费了很大的精力才画好的作品，可大人根本就不懂得欣赏。你说，她能高兴吗？

3～4周岁的孩子也一样。幼儿园的墙壁上贴着的那些孩子的作品看上去根本不像画，但老师却好像能理解它。她们一般都会把这些画好好收起来。

有的幼儿园到放假时会把这些画整理成画册发给孩子。有一次幼儿园老师在垃圾桶里发现了前一天发给孩子的画册，把它拣起来，第二天又还给那个孩子，可孩子豪无表情地说："妈妈还是会把它扔到垃圾桶里的。"这个孩子可能想：反正妈妈会扔掉的，倒不如自己扔掉。老师听到一定会感到惋惜。

我在美国留学时，在幼儿园里打工，看见一个叫尼尔(Neall)的孩子和一个叫斯科特(Scott)的孩子站在一起画画。看着他们伸着舌头，认认真

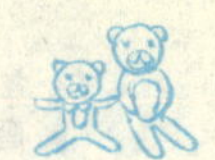

真画画的样子，真是非常可爱。一直都用明朗的颜色画画的斯科特忽然蘸满青色，向已经画好但还没有干的画上涂抹起来。原先看上去明朗而像模像样的画一下子变得漆黑。尼尔看到这情景很生气："斯科特，你在干什么？太难看了，我不喜欢。"而斯科特却非常自信地说："那又怎么样？我觉得无所谓。"

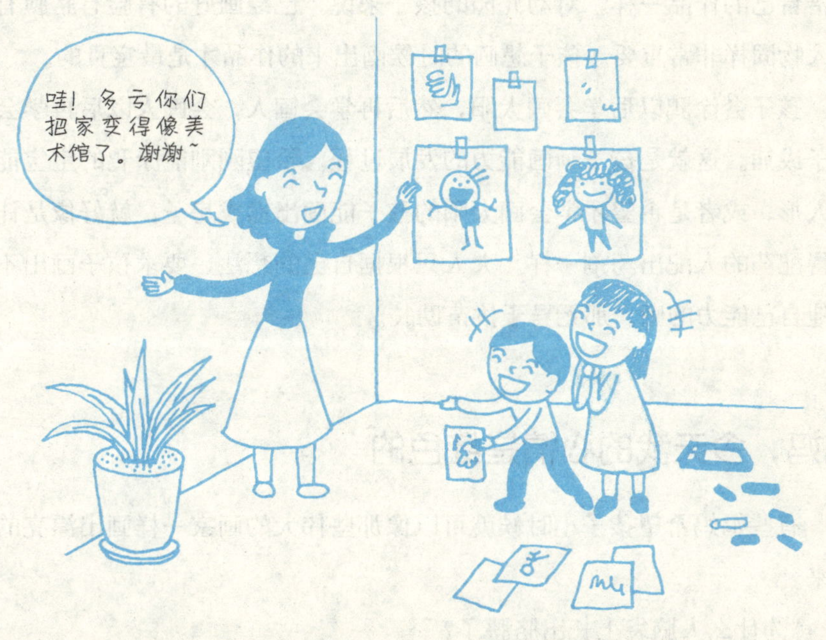

那天放学之前，老师问孩子哪幅画最美。斯科特毫不犹豫地指着自己的那幅画，而且还非常自信地说："我妈妈会喜欢的。"我认为斯科特的母亲就是认可孩子的想法并努力让孩子充满自信心的那种人。父母把孩子在幼儿园里画的画贴到家里的墙上或冰箱上，就可以向孩子传达"我非常珍惜你的画"的信息。当然，这画必须是贴到与孩子的身高相符合的地方。

美国的凯洛格收集了 20 万张世界各地孩子的画，经过分析，他得出了孩子的画画能力是经过多个阶段发展起来的结论。在还没学会说话之前孩子就开始喜欢涂鸦，用铅笔、蜡笔，还有妈妈的口红在地板上、墙壁上到处乱画。这是孩子开始画画的信号。凯洛格认为这种涂鸦行为是孩子表达想法的方式之一。不让孩子涂鸦，他会觉得受到挫折，这可能会影响到孩子的自信心，他以后还可能会变得害怕画画或干脆不会画画。

宝宝的涂鸦作品在大人眼中可能不像画，但对于刚过周岁的宝宝来说，那可是他花费了很多精力才画好的作品。就像画家珍惜自己的作品一样，对幼儿园的孩子来说，已经画好的有脸有胳膊有腿的人物同样非常重要。孩子想画的时候画出来的作品才是最宝贵的。

孩子会涂鸦以后学会画太阳，然后再学会画人，会画人以后再学会画兔子或熊。这就是孩子画画能力的发展过程。希望刚刚能涂鸦的宝宝能画出人形，或者是希望才学会画太阳的孩子能画出熊或房子，就好像是让不懂得配药的人配出药剂一样。大人只根据自己的想法，要求孩子画出不符合他自己能力的画，那无异于拔苗助长。

妈妈，今天我的心情是红色的

有些妈妈希望孩子小时候就可以像那些伟大的画家一样画出漂亮的作品来。

“为什么人脑袋上长出胳膊了？”

“为什么苹果比房子还大？傻呀你？”

“你看隔壁家孩子，又获奖了。你怎么就不如他呢？”

类似的唠叨根本不可能鼓励孩子喜欢上画画，这只是一味的责怪而已。在这种责怪声中成长的孩子在画画方面非但没有自信心，而且会觉得画画是让人厌烦的事情。这也等于把画家苗子给毁掉了。

孩子画出来的画跟大人所作的画在本质上是不一样的。因为孩子表达想法和感受的方式跟大人完全不一样。也就是说，孩子的画有他自己的特点。一个2周岁孩子的涂鸦也许是与他那个年龄段相符的好画。研究幼儿美术教育的专家认为，一个2周岁的孩子即使能在幼儿园里按大人的要求画出好看的大象而且背景也涂抹得不错，他也不会因此而高兴。没能按自己的想法画出符合他自己年龄段的作品，他只会感到不自然。在大人看来根本不像画的画对孩子来说才是好的美术作品。

大部分孩子在 2 周岁以后都会喜欢往墙上、地上乱涂乱画。经过这种涂鸦阶段后，孩子开始画圆形、三角形、方形等单一线条的画。

孩子在大大的图画纸上只画出圆形、三角形、方形，剩了许多空白的地方，然后说："妈妈，我画完了。"妈妈可能会沮丧地想：这孩子是不是根本没有这方面的天赋，还是根本没兴趣画画？歪歪扭扭地画出一个圆形就算是画完了？

我家的二女儿在 3 周岁时，有一天在一张大大的图画纸上很认真地画了许多"十"字。我跟她说："俞娜，你重新画一张吧。"孩子拿着蜡笔想了好一会儿，又开始在背面画了起来，但还是"十"字。我问她："是不是还得画？"这回孩子以不可理解的眼光看着我说："妈妈，这是画好了的。"在她看来，一篇"十"字是已经画好的画，没什么可再画的了。

孩子经过画三角形、方形、圆形的阶段后开始画太阳，然后这个太阳再发生变化，就有了头发和手脚。

慢慢的孩子开始准备画人。3 岁左右的孩子画的人大部分是从圆形变化来的。一般都是在脑袋上直接长了胳膊和腿脚。这个年龄段的孩子这么画画是很正常的，而且应该这么画。但如果 7 ~ 8 岁的孩子还这么画画，父母可能就要注意一下孩子是否大脑发育迟缓。

会画人以后，孩子渐渐开始学画动物，然后慢慢地可以画各种其他事物。

在这几个阶段中，涂鸦是最基础的，看上去根本不像画的涂鸦是孩子学会画画的关键。在这个阶段，兴趣如果展露得非常充分的话，孩子以后就有自信画好单一线条的三角形、方形、圆形，然后在此基础上再来画太阳和人。

有一个叫真伊的 4 岁小女孩在美术学习班里学了 1 年后，能画出以大人的眼光看也相当不错的画。真伊的妈妈把孩子在美术学习班里画好的作品放进相框里，再挂到客厅的墙壁上。后来真伊又上了普通的幼儿园。在幼儿园里，大人不刻意地教孩子画画，只是给孩子图画纸和蜡笔，让他们随便画。结果，真伊在图画纸上用浅得看不见的颜色随便乱画了一些就了事了。真伊的妈妈认为在美术学习班上画得那么好的孩子现在画得那么差，是因为幼儿园没有教好，于是提出了抗议。

孩子画画是他们表达想法的方式，因为他们不能像大人那样用语言表达出来。类似“画大象的时候应该把鼻子画得长长的才行”“画完了你得把背景也涂抹好颜色才行”“用黑色把人的轮廓勾勒好了，这样才能看得清楚”的想法只存在于大人一厢情愿的大脑中。用大人的想法强迫孩子画画，孩子非但画不好，还会失去自信心，甚至以后都会回避画画。孩子厌烦了画画，就等于从此失去了一种能够敞开胸怀吐露心声的方式。

在不同的年龄阶段，孩子画画的态度虽然不一样，但有一点是始终不变的，那就是通过画画来表现内心活动。总爱惹妈妈生气的孩子用的主打颜色可能是黑色和红色；身体不好或感到孤独的孩子可能会以紫色和黄色为主来表现色彩。但不能一看到孩子用紫色画画就断定“孩子有病”，因为孩子选择的颜色随时都有可能发生变化。比如说，被妈妈责骂过的孩子用黑色画了高楼，再用红色画出着火的情景，可一旦这个孩子解气了，可能就会选择别的颜色画画。

我们可以通过孩子画出来的画来判断他的心理状态，孩子自由画画的机会越多，就拥有越多表达自己想法的机会，这样孩子在情绪上、社会能力上和理性能力上会发展得更加完美。为了让孩子可以在想画画的时候随时如愿，最好是随时准备白纸和彩笔。

同时父母应该重视孩子画画的过程，并给予鼓励，用“画得这么认真呀”“有意思吗”“能不能告诉妈妈你画的是什么”等语言来表现父母的关心。最好不要说“你怎么把人的头发画成绿色了”“你怎么把烟囱画歪了”等容易让孩子受到伤害的话。

孩子画的烟囱

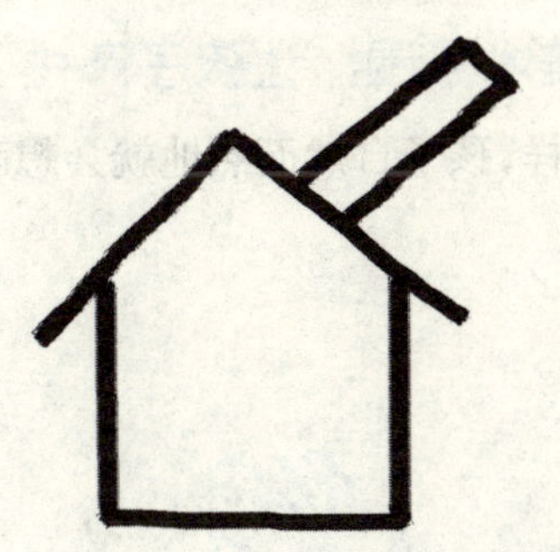

大人画的烟囱

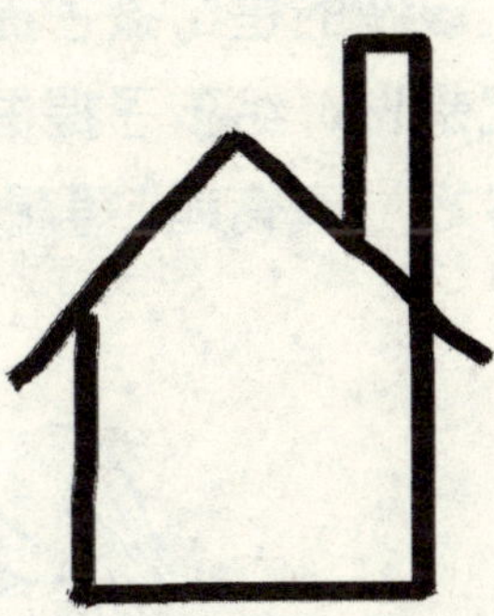

上面孩子画的烟囱并不是从整体上观察房子以后画的，孩子认为烟囱应该与房顶垂直，所以就这样画出来了。大人在责骂孩子把头发画成绿色或把烟囱画歪了之前，应该先了解一下孩子为什么这么画。这一点很重要。

想让孩子的画丰富多彩，最重要的是先让孩子的日常生活丰富多彩。也就是说，想让孩子画出好的作品，首先应该让他们积累生活经验。然后是多画画、自由地画画，这也很重要。幼儿教育专家认为，不要草率地对孩子的作品做出评价，这会伤害孩子的心。最好是让孩子自由地画画，给孩子提供更多的画画机会。

画画需要愉快的心情

像我们这样有很多美术学习班的国家并不多，家长简直无法分清哪个是学习班哪个是幼儿园。很多父母都认为孩子上小学以后想在美术上取得好成绩就得上美术学习班。一般人觉得孩子从小受到特长教育是好事，但专家却不这么认为。过早模仿大人的作画模式，或根据老师的要求画画，并不利于孩子创新思维的发展，甚至连孩子的主动性也有可能会消失。

对小学二年级以下的孩子来说，教他画画的人不一定非得是画家。如果是由对美术有一定造诣的父母或老师来教孩子画画的话，他们一般会对孩子的期望值过高，干涉得也较多，反而不利于孩子的健康成长。

大人该做的是给孩子提供丰富多彩的素材和画画的各种机会。也就是说，给孩子提供一个美术氛围，让孩子产生“我可以画得很好”“真有趣”等想法。这样，孩子自然而然地就会想画画了。

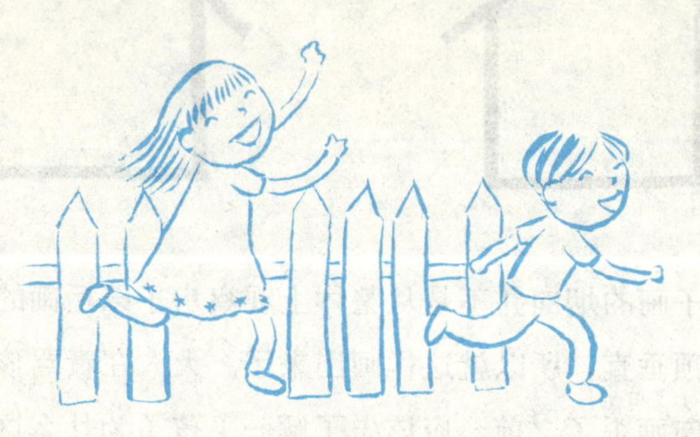

正式地教孩子画画应该是在上小学以后。这是儿童美术专家的看法。在这之前，父母应该做的只是让孩子发展的各种可能性得到保护。带孩子去看各种美术展览比要求孩子严格按照规范画画更有益。这样孩子对颜色的感觉和美术鉴赏能力也会有所提高。

韩国旅法画家郑忠一先生认为：“上中学之前应该多看展览，让孩子按照自己的感觉画画比较好。如果孩子从小就开始从特定的人那里学画画的话，很可能将来会拘泥于这个人的画法。但一个人要想成为画家，必须得有自己独特的画法。”即便不当画家也有必要提高孩子的鉴赏力。

父母应多给孩子提供纸张（已用过的打印纸背面等）和旧杂志、剪刀、胶水等，或者给一些和好的面、蜡笔、水彩等，让孩子自己动手制作喜欢的东西或随意画画。这比在美术学习班学习技巧更重要。父母不应该是制作机器人的工厂，而应该是帮助一颗有无数种可能性的种子发芽的农夫。千万不能像拔苗助长一样，人为地控制孩子的可能性发展，这反而会给孩子的心灵留下伤痕。一定要记住，父母没必要做美术家。

孩子的美术作品绝对有必要好好展示。可以在墙壁上、冰箱门上贴上

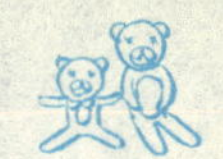

孩子的画，在装饰柜里摆出孩子做出来的黏土雕像，这样孩子会觉得“我在家里非常重要”“妈妈这样小心谨慎地对待我的作品，看来我画得不错，以后我要更加努力”。展示孩子的美术作品并不是因为它在大人看来非常好，而是为了给孩子种下自我价值的概念，提高孩子的自信心。

把孩子的画往墙壁上贴的时候，一定要注意应该与孩子的视线高度等高，这也是尊重孩子的一种做法。虽然不需要费多少工夫，但这种小小的关怀也能培养孩子的自信心。

从画中读出孩子的心

有一次，有位母亲非常担忧地对我说："老师，我家老二最近总在房间里待着，不出去玩，在房间里只是画画，别的什么也不做。而且他画画的时候只用紫色。我听说孩子画画的时候只用紫色是因为心理有毛病，所以我把蜡笔盒中的紫色全部藏了起来。"

我对她解释说："这孩子是因为觉得妈妈的爱被哥哥和弟弟夺走了才会这样的。孩子用紫色画画本身并不是病态，而是因为他的心得病了。他这是在用画画来把心里的'病痛'排出去，如同烟囱里冒烟一样。现在你把紫色蜡笔都藏起来，就好像是把烟囱堵住不让它冒烟，那这烟只能退回到屋里，呛得人睁不开眼睛。你应该让孩子随便使用各种颜色，包括紫色和黑色。"

我家大女儿4周岁时，有一次，因为不听话被我狠狠地骂了一顿。孩子以前从来没有受到过这样严厉的责骂，就呜呜地哭了起来。那天她用黑色和红色画了我——通红的脸和漆黑的连衣裙，还有眼睛、嘴巴、鼻子全都是黑的。当时我就想孩子肯定害怕我了。假如别人看见了这幅画我该多丢脸啊，我都不想让她画了。但仔细一想，孩子可能以此来消除心中的愤怒，就让她继续画。俞美就这样连续画了两天黑红色的妈妈，第3天开始又用粉色来画了。这3天，我为了安抚孩子受伤的心，花了不少心思。我想，幸亏可以通过孩子的画看出她的想法。

我们还可以根据画中事物的颜色、位置、形态来判断孩子的心理状态。但重要的是不要因为这些判断而不让孩子画画，而是应该鼓励孩子画出来，解开心里的疙瘩。这就如同诊断疾病的目的是为了治病一样，从画中判断出孩子的心理状态，然后找到解决办法，帮助孩子健康成长。

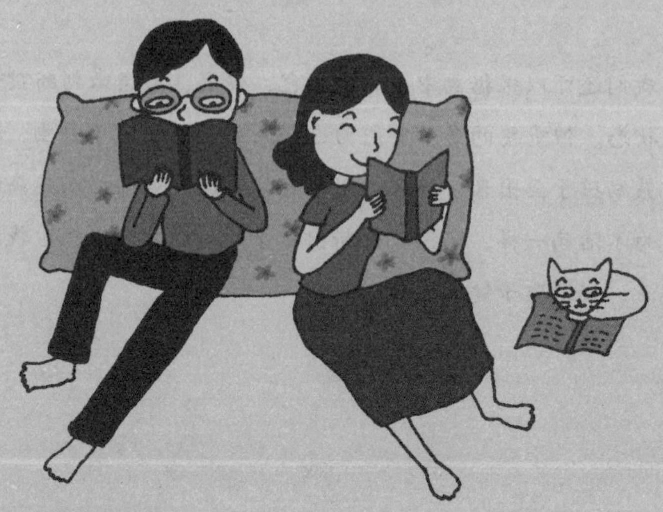

爸爸妈妈在看书呢，
我们也看书吧。

好的，姐姐。

第7章

学会"我"的概念

——群体性发育

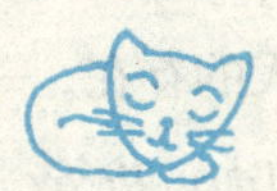

常常听到一些妈妈说："我家孩子最大的毛病就是害羞。"但是对孩子来说，离开父母结交不认识的人是一件很不容易的事情。我们让孩子从小就感受到被爱的感觉的同时，还要让孩子多接触家庭成员以外的人。这样，孩子就可以很自然地学会与人交往，而不会故意做出一些小动作去吸引别人的注意。

什么是群体性

有的人认为，具备了良好的生活习惯、有礼貌地待人接物的孩子有群体性。专家认为，具备正直、有责任心、诚信、重视劳动、忍耐等道德标准的孩子有群体性。但也有人认为，人际关系好的孩子有群体性。总的来说，一个人只有具备了上述所有条件时，才能说他的群体性发育得较为全面。

但是刚出生的宝宝和学龄前孩子的群体性发育有些特殊。就像春天播下种子后，需要等待一段时间后才能发芽一样，宝宝的群体性发育也需要我们等待一段时间。

婴幼儿时期的孩子首先应该做到的就是与周围的人熟悉起来，先是妈妈和爸爸，然后是兄弟姐妹和姨妈、姑妈等，最后是邻居和同龄的小朋友。

也就是说，婴幼儿在具备大人所说的群体性之前，先要在心里接受别人的存在。一开始孩子先接受妈妈，认为妈妈是值得信赖的，然后才是爸爸、奶奶、爷爷、哥哥、姐姐等。当然，每个家庭中这样的顺序可能会有所不同，比如说，如果妈妈因为上班而不能经常照顾宝宝的话，孩子最先接受的可能就是平常细心照顾他的保姆或者是奶奶。

总的来说，宝宝的身边能接受他、关心他、爱护他的大人越多越好。这一点非常重要。所以，全国所有人都应该成为幼儿教育专家，这样就能形成理解孩子、爱护孩子的环境。我在欧洲旅行的时候见过很多大人尊重孩子、理解孩子的场面。我认为这是 17 世纪后的欧洲受到了夸美纽斯 (Comenius)、裴斯泰洛齐 (Pestalozzi)、福禄贝尔 (Frobel)、蒙台梭利 (Montessori) 等教育家以儿童为中心的教育哲学影响的结果。

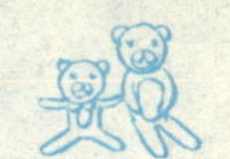

成人的榜样作用

有的父母经常督促孩子读书，而他们自己却一年到头连一本书都不去碰，只是偶尔翻翻杂志。父母在责怪孩子不读书之前最好自己先读书，那么孩子也会依样画葫芦地跟着读书。父母应该成为孩子学习的楷模。

有一次，我和几个小学生的妈妈在一起聊天。有一位妈妈说班主任没让她家的孩子当班长；另一位妈妈说，谁的父母跟老师打了招呼，谁家孩子就坐到前排了；还有一位妈妈说自己没去找老师，结果老师根本不关心她家的孩子……全都是抱怨。正在跟别的小朋友一起玩的女儿悄悄给我打手势。当只有我们俩的时候，孩子小声地问我：“妈妈，阿姨们的想法都跟妈妈不一样。是不是钱很重要？”孩子觉得自己的想法跟我一样，但不知道这种想法到底对不对。

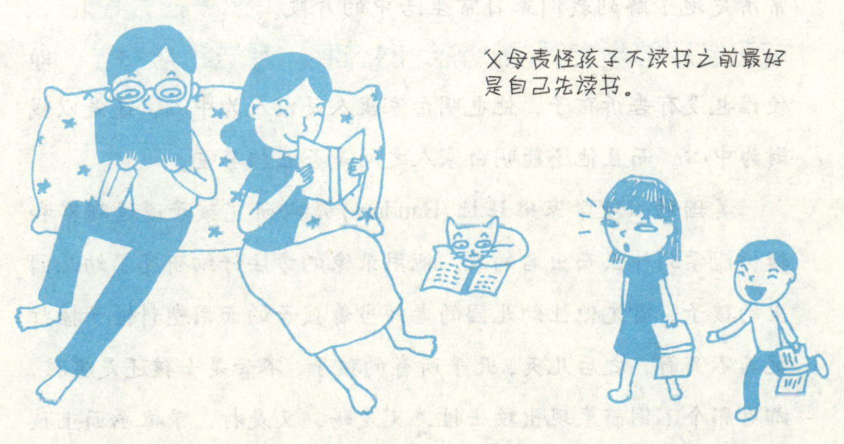

有些家长对孩子在旁边听大人说话根本不在意，认为孩子根本听不懂。但孩子通过父母随意说出来的话，或者是做出来的事，能够学到很多东西。这些东西有时候会比父母刻意教给孩子的内容还要多。孩子的心就像多孔海绵，不管是干净的水，还是污浊的水，统统都能吸进去。

请记住，你是孩子的榜样

有一次，我2周岁半的女儿和她的姨妈一起玩过家家。女儿让姨妈当爸爸，自己当妈妈，女儿先把“爸爸”安排到床上睡觉,然后在地板上为熊猫宝宝铺好了褥子。“爸爸”对“妈妈”说:“你应该让宝宝睡在床上。”“妈妈”回答说:“不，爸爸睡在床上，宝宝睡在地板上。”

就这样，孩子的姨妈通过2岁半的孩子在游戏中的表现，非常清楚地了解到我们家日常生活中的片段。孩子在会说话之前已经能够学会周围人说话的态度、想法和习惯了。即使谁也没有告诉孩子，他也明白家里人是以人为中心，还是以钱财为中心。而且他还能明白家人之间是否互相尊重。

美国的心理学家班杜拉 (Bandura) 是以研究孩子通过观察和模仿能学到什么而出名的人。他用录像的方法仔细研究了幼儿园里的孩子。首先他让幼儿园的老师当着孩子的面用塑料锤子捶打玩具不倒翁。之后几天，几乎所有的孩子，不管是女孩还是男孩，都对那个不倒翁表现出攻击性，又是踢，又是打。录像画面上孩子的样子简直跟老师一模一样。

由此班杜拉得出的结论是：孩子可以从他们周围有影响力的人身上学到他们的行为方式。孩子的行为当中有2/3是通过观察学到的。

这里重要的不是1/3或2/3的问题，而是大人是孩子的榜样。

“小孩子，能懂什么”“这么小的孩子学也学不到多少”，这种想法会使大人不注意自己的言谈举止，会对孩子产生巨大的影响。

有一家的爸爸总爱说脏话。有一次他们家2岁的女儿看到饭桌上有一粒大豆，就说：“你这个坏女人！”然后把大豆拣起来吃了。通过这些例子，我们应该反省些什么？

我们经常能看到幼儿园的小孩子玩过家家。当“爸爸”的孩子装模作样地坐着看报纸，而当“妈妈”的女孩则走来走去，一会说饭好了，一会又说饭都凉了还不吃。孩子在出生以后会用他们好奇的眼光打量周围的一切。想到孩子会学习大人的文化观和价值观，父母是不是该注意一下自己的一言一行？

以自我为中心的孩子

我的大女儿上幼儿园的时候，有一次我们坐在一起吃饭，忽然她说我拿勺的手不对。我说："怎么不对呀？"孩子指着自己拿勺的右手说："应该是这只手。"我问她："你觉得妈妈拿错了吗？那我们俩拿着勺换座位看一看。"可是座位换过来了，孩子还是不明白，说："哎呀，真奇怪呀？妈妈怎么又拿错了呢？""那我们再换过来吧。"这次孩子没动，是我举着勺子来到她背后。"怎么样，这回对了吧。你和妈妈面对面坐着，看起来好像是妈妈拿勺的手不对，可是事实上，我们俩都是用右手拿勺。"孩子还是觉得奇怪，歪着小脑袋想了半天。

有一次我访问一个幼儿园。当时10来个三四岁的孩子围坐在一张饭桌旁。饭桌上放着一个大大的不锈钢水壶，老师也跟孩子坐在一起。有一个紧挨着老师坐的孩子忽然指着水壶说："这里看得见老师。"对面的孩子边说他们也想看边把水壶转了过去，但在水壶上没看到老师，于是就很失望地说："怎么看不到啊。"坐在老师旁边的孩子还是指着水壶说："怎么会没有呢，在这儿！"对面的孩子又把水壶转过来，但还是看不到老师。那些坐在老师另一边的孩子全都走到老师旁边，直到看见水壶上映着的老师的模样才开心地用餐。

著名的心理学家皮亚杰认为这种特征就是"自我中心性"。美国、日本、瑞士、法国、中国等国家也有类似的说法，也就是说，不同国家和民族的孩子在成长过程中都显现出这种自我中心性。这是因为孩子缺少站在别人的立场上考虑问题和客观地解释问题的能力。

无论大人怎么解释，自我中心性强的孩子还是无法理解生活中的一些现象。如果这时候幼儿园老师说："连这个也不知道，这是因为你坐在对面。"那么孩子不但理解不了问题的所在，还会凭空增加了不自信、自卑感以及对老师的厌恶感。在前面所举的例子中，孩子转来转去地看水壶，虽然不知道是什么原因，但总算是明白过来如果在老师这边看的话，就可以看见老师的影像。有了这种经验，以后孩子不再转来转去也能知道在哪

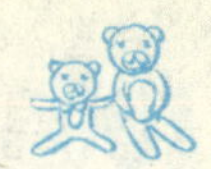

边能看见老师的影子。

有时父母会因为孩子的这种自我中心性而感到为难。大人常常对孩子在睡梦中忽然起来要东西感到无法理解。“我的香蕉呢？谁吃了我的香蕉？”如果对这样的孩子说：“那是你做的梦，根本就没有香蕉。”那么以自我为中心的孩子非但不会接受妈妈的解释，他们还会哭着闹着非要香蕉不可。

但是只要了解了孩子的自我中心性，也就比较好应付了。比如，妈妈可以说：“是吗，那我们就来一起找一找吧，看看有没有香蕉。”当认真找一阵子后妈妈再问孩子：“你想一想，哪里有香蕉。反正妈妈没吃。”这样孩子可能会要求说“明天给我买吧”，那这件事就结束了；如果孩子继续耍赖，试试分散他的注意力，比如说：“妈妈想上超市买冰激凌，你去吗？”大部分的孩子都会跟着去的。

在我大女儿 5 岁、二女儿 3 岁左右时，有一次家里就剩了一点牛奶，可是大女儿要喝牛奶，我往杯子里倒了 2/3 左右，跟着姐姐来的二女儿也想要喝牛奶，如果把剩下的牛奶倒进和大女儿一样的杯子里肯定会显得很少，我只好找了个细细的红酒杯，把剩下的牛奶倒给了二女儿。没想到这下子大女儿闹意见了，说我给妹妹倒的多。我只好又找了只一模一样的杯子给大女儿倒牛奶，这样两个孩子都高兴起来。大女儿是因为只看到牛奶在杯子里的高度，理所当然地认为自己的比妹妹少，后来虽然看到自己的牛奶倒进细杯子里后还有剩余，还是因为自己的牛奶跟妹妹一样多而高兴。她是用自我中心性和一叶中心性（用一个标准判断多个问题）来判断的。

父母不要为此责骂孩子，最好能站在孩子的立场想一想，这样可以避免许多矛盾。试想一下，逛街的时候大人从自己的高度上能看到很多东西，而孩子呢，却只能看到人们的腿。父母也应该从自我中心性、自以为是的教育观念中摆脱出来，以孩子的眼光来观察世界，也只有这样，孩子才会觉得自己被理解。

2 岁孩子的固执

我家的大女儿 2 岁时，有一天夜里突然大哭起来，我赶紧跑过去抱住她。孩子说："妈妈，狗，狗。"我想孩子肯定是做噩梦了。我把灯拧亮，让她看看房间里有没有狗，但孩子仍然固执地说房间里有狗。即使不是做梦，2 岁左右的孩子也会以自己的东西放得不对劲、自己的衣服歪等理由无缘无故地发脾气。

这个时候不论讲道理还是吓唬都不会管用。不仅是 2 周岁的孩子，三四周岁的孩子有时也会那样固执。如果父母这时能理智地处理，孩子一定会成为一个充满自信的人。

在孩子耍赖时，父母明知该"爱孩子"还是忍不住发火，有时候甚至会想到"无子女的人最幸福"这句俚语。俗话说："2 岁最讨厌。"2 岁的孩子是以他们 2 年的生活经验来判断世上的事，所以一切都很难跟他们解释。

在妈妈看来，明明是从这边过去最好，可孩子偏偏会喜欢走那边，如果自己的想法不被接受，孩子会一边哭一边在地上打滚。研究儿童发育的专家认为，这个成长阶段的固执是每一个人都会经历的。如果父母适当地纠正孩子，孩子就会成为具有一定社会适应能力，同时又具有坚定意志力的人。假如父母一定要坚决阻止孩子的固执，大声训斥他们或打骂他们的话，孩子将来会成为信奉权威的人。

2 岁孩子的固执让父母无可奈何，并且好像是没完没了。其实不是这样的。从 3 岁开始孩子就会有变化，好像以前根本没有发过脾气似的跟妈妈撒娇，说"妈妈，晚安""妈妈，走好"等讨好人的话。这是因为 3 岁孩子的想法成熟了一些。但是 4 周岁之前的孩子还是会动不动就固执起来，所以大人不能做到完全放心。但家长也要理解孩子根据短短几年的生活经验来度过每一天，有时候当然会力不从心。

老实说，当父母不容易，但孩子成长变化的每 1 个瞬间都会给我们带来无尽的幸福。父母应该理智对待和处理 2 岁孩子的固执和 4 岁孩子的撒

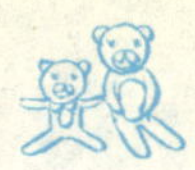

娇。对待一个不听劝告、只是一味哭闹耍脾气、固执己见的孩子，你可以采用迂回战术。不要一心想赢孩子，你可以吹吹肥皂泡，悄悄地把孩子的注意力转移开，调节一下气氛。如果这样可以解决问题不是很好吗？

两三岁孩子的固执己见一方面是因为孩子的理解能力和见识不足，另一方面是孩子以自我为中心的想法使他无法站在别人的角度上考虑问题，只想按着自己的主观意志行事。跟别人通电话时把“我去”说成“我来”，就是一个典型的自我中心性的想法。

如果这种自我中心性能顺利地找到出口，他们就能学到“自我”的概念。但是父母如果打骂固执己见的孩子，不但不能消除固执心理，反而会促使孩子产生逆反心理，孩子只会越来越爱哭闹、耍赖。父母应该帮孩子顺利度过这个阶段。看起来没完没了的“固执阶段”其实在人的整个人生当中所占的比例是很少的。想一想孩子上学以后开始与父母越来越疏远，2 岁孩子的固执也是一种乐趣。

同龄的集体

以前，亲戚家中的侄子、侄女都聚在一起，大大小小有 10 多个孩子，吃饭的时候孩子都能找到年龄差不多的同伴坐在一起。有一次，出生才 15 个月的三女儿不知为什么突然哭了起来。原来亲戚当中年龄最小的 3 岁女孩旁边坐了别人，三女儿想让他走开，自己来坐那个位置。虽然 2 岁左右的孩子聚在一起最容易打架，但他们还是喜欢有小伙伴的。

威斯康星大学 (University of Wisconsin) 的哈洛博士以实验证明：同龄集体对孩子具有影响力。他把小猴子们分成 4 组，一组跟妈妈待在一起的同时还有小伙伴；另一组只跟妈妈待在一起；还有一组虽然没有妈妈，但可以跟小伙伴待在一起；最后一组既没有妈妈，也没有小伙伴。

过了一段时间后，哈洛博士观察了它们的社会适应能力。发现跟妈妈待在一起的同时又有小伙伴的小猴子社会适应能力最好；其次是虽然没有妈妈但有小伙伴的猴子；而社会适应能力最差的是既没有妈妈，也没有小伙伴的猴子。

所以哈洛博士提出了“爱也得学习”的理论。宝宝出生后应该得到妈妈充足的关爱，然后宝宝自己再经历爱妈妈、爱爸爸的过程，最后就是跟同龄的小伙伴一起玩。哈洛博士认为只有妈妈的爱是不够的，宝宝应该学会爱妈妈以外的家庭成员，然后再学会爱小伙伴，此外，他们还要学会与家族成员以外的大人交往。

我们常常听到妈妈担心地说：“我家孩子不够大方，怎么办？”其实对孩子来说，离开爸爸、妈妈单独跟人交往不是一件很容易的事情。应该让孩子从小拥有被爱的感觉，还要多给孩子提供与家庭成员以外的人交往的机会。这样孩子就可以自然而然地学会与人交往，再也不会为吸引别人的注意而做出怪动作。

在国外，孩子只要到了2岁都可以上幼儿园。OECD(Organization Economic Co-operation and Development 的缩略语，经济合作发展组织——译者注。)加盟国的人们认为幼儿园的重要性不在于学习了多少知识，而是孩子在那里可以跟同龄的小朋友交往。

孩子与同龄的小伙伴在交往过程中会逐渐懂得要一起玩就需要遵守某种规则的道理。如果你跟4岁的孩子划拳可能会禁不住好笑，即使是两个人都出了剪刀，她也会说自己赢了，如果孩子出布、你出剪刀她也会说自己赢了。因为孩子根本不知道规则。

一开始不知道规则的孩子要慢慢学会遵守规则。自己很想拿到某个玩具，但另一个小朋友比他先拿到了，他慢慢就会知道自己不能去把玩具夺过来。加入同龄的集体后，孩子明白了不能什么都随心所欲。

一段时间过后，这种同龄集体也会形成组织体系，会有领导者和追随者。有意思的是，一开始是有力气的孩子当领导，但到了后来，就会由聪明的孩子来管理这个集体。

每一位父母都希望自己的孩子能在同龄的集体中当领导人。但一个人真正能获得成功并成为领导人的机会少之又少。有时候你是领头人，但有时候你也会是追随者，这是民主化生活中根本性的东西。孩子从小在同龄

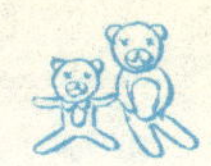

的集体里可以自然而然地学会这些。

孩子在外边跟小伙伴一起玩的时候，经常会哭着跑回家，向父母告状。如果这时候父母只是单方面听孩子的话，说：“以后再也不要跟他玩了。”或袒护孩子说：“他在哪儿，妈妈去教训他。”那么这样的妈妈在孩子的伙伴圈里是不受欢迎的；这个孩子呢，在同龄的小朋友当中也同样不得人心，而且还有可能被别的孩子认为是爱告状的人，大家就都不愿意跟他一起玩了。

孩子哭着跑进来时，做父母的只要认真听孩子哭诉，并且说“是吗？是不是很伤心”“是吗，你输了，生气了吧”等话来表示理解就可以了。孩子因为父母倾听了他的话，并理解了他，就会觉得心里踏实。在向父母诉苦的过程中孩子的气其实也就消了，也可以重新回到同龄集体中。在孩子的成长过程中父母兄弟姐妹的作用同样重要，但是，同龄集体的认同更加重要。

我的三女儿上小学一年级时，有一次她跟小朋友出去玩，可没过多久，孩子忽然就哭着跑回来说：“××是坏孩子，我再也不跟他玩了。”我问她：“告诉妈妈是怎么回事。”孩子就把刚才发生的事情一五一十地说了一遍。我对她说：“是这样吗？你是不是很伤心？没想到他对你那么不好，妈妈都生气了。”就这样我成了孩子的热心听众，不厌其烦地听着孩子的诉说。

大概过了半个小时，孩子从我的怀抱里抽身出去了。我问她去哪儿，她说要去跟××玩。我说：“你不是不愿意跟他玩吗？你不生气了？”孩子说：“刚才是生气了，但我现在又不生气了。”只要大人认真倾听孩子的诉说，孩子心里就不会打结，同时孩子在诉说过程中又可以整理一遍刚才发生过的事情。

现在有的父母一看到自己的孩子在外面挨了打，就会怒气冲冲地对孩子说：“难道你没有手吗？出去打完他再回来！”然后就把孩子推到外面去。这样的父母忽视了两个重要的事实：一方面，对方孩子攻击性强，而父母让孩子出去打他，孩子不一定能打得过他，反而还有可能再挨打，这只会增加孩子的不自信；另一方面，这种做法等于间接教孩子用暴力解决所有问题。

年轻时我们与别人发生矛盾，一般都很想用强硬的方式来解决，但随着年龄的增长、阅历的增加，你会发现其实那不是解决问题的最佳方法。比起生气或使用暴力，能够明确地向对方表达出自己内心的感受与期望才是有效解决问题的好方法。

幼儿教育机构的必要性

现在有些父母弄不明白是该把孩子送到幼儿园呢，还是上学习班（现在英语学习班也称为英语幼儿园）。婴幼儿应该在家庭和幼儿教育机构里受到正确的教育，这里所说的“正确的教育”并不是指学习数学、语文，而是指适合婴幼儿阶段的教育，即情绪稳定、有自信心、喜欢交朋友、不妨碍别人等基本的生活习惯。父母一定要明白孩子受到正确的保护和教育是他们应得的权利。特别是像现在这样多元化的社会，更需要孩子接受正确的幼儿教育，这是一点极为重要。

但最近能给孩子提供这种教育的幼儿教育机构并不被父母所重视。因为这些教育机构并不教孩子学习具体的东西，而父母却急切地期盼孩子在学习上能有所进步。我养育了3个女儿，带大了3个外孙，看到过许多孩子的成长。在这个过程中我认识到，无论父母多么想把孩子培养成材，都应该明白，90%的孩子，甚至95%以上的孩子其实都是平凡的。父母的期望值越高，孩子和父母之间的矛盾就会越多，甚至连孩子自己原本拥有的天赋也无法得到充分发挥。所以，重要的是要让孩子关心周边的事物，养成爱思考、爱学习、不怕失败、不怕困难的习惯。

韩国代表性的幼儿教育机构是幼儿园和托儿所。应该把孩子送到这些幼儿教育机构的理由有如下几点：

第一，在家庭里只与父母和兄弟姐妹相处的孩子应该有一个与他人相处的机会，学会与他人交往的方法。

20世纪60年代韩国开展的家庭计划生育工作比较成功，80年代的人们都希望无论男孩女孩，只养育2个孩子。连上幼儿园的孩子都会说：“将

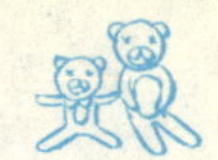

来我结婚要生一男一女两个孩子。”可见双子女观念深入人心。

但现在韩国进入了低出生率时期。2006年，韩国的出生率再创新低，而且是全世界最低水平。2005年的人口普查结果表明，平均一户只有2.9人。

科学家做过根据出生顺序进行的人格调查，结果发现，比起独生子女，有兄弟姐妹的孩子社会适应性更好。所以说，孩子有必要在幼儿园学习和他人相处的技巧。

第二，孩子可以通过接触幼教老师，受到良好的学习刺激。教师可以给孩子提供玩黏土、画画、看木偶剧、讲故事、参观工厂或消防队等在家里父母无法给孩子提供的学习机会，而且学习内容都是根据年龄段来划分的。孩子的理解能力通过直接经验或实际操作而发展，这些重要的经验都来自幼儿园和托儿所。

韩国教育开发院的研究人员曾经对接受过幼儿园教育的孩子和没接受过幼儿园教育的孩子进行比较，发现受过幼儿园教育的孩子在概念形成、颜色分辨、数的概念以及对事物的理解等方面优于没有受过幼儿园教育的孩子。在父母看来，孩子在幼儿园里好像没学到什么东西，但孩子在参加各种活动、跟小伙伴玩的过程中学习到的各种概念，学习到的交友方式，对孩子的成长有莫大的帮助。

第三，托儿所和幼儿园是连接家庭和小学的桥梁，必须让孩子上幼儿园或托儿所。孩子如果没上过幼儿园就直接上小学的话，就如同从社会上最小的集体——家庭中一下子被抛进大的社会群体里一样。以前在家里想干什么就干什么的孩子要按时学习，与三四十名小朋友打交道，应对比自己大的学生，更重要的是还要掌握学习内容，孩子的心理负担可想而知。所以最好还是接受幼儿园的教育。

其实孩子上幼儿园也是相当不容易的。孩子在上幼儿园之前会有很多期望，但是一旦真的上幼儿园了，有不少的孩子会哭着喊着不让妈妈离开自己。有的妈妈以前认为自己的孩子胆量大，一个人也可以玩得很好，可没想到一去幼儿园就变了。有的妈妈觉得很丢脸，会趁老师转身时很凶地对孩子说：“你怎么这样，以后不给你买好吃的了。”有的妈妈甚至还会打骂孩子。

妈妈如果采取这样的态度会使孩子觉得他的依靠有所动摇，就更不愿意离开妈妈。这时候，父母应该理解孩子第一次上幼儿园的胆怯和不安。

孩子觉得在幼儿园里第一次见到的老师和同学都很陌生。如果这时候妈妈能说：“是不是有点害怕？担心吗？”孩子就会觉得妈妈很理解他，也就会比较容易适应新环境了。

有一次，在幼儿园里发生了这样一件事情。一个第一次上幼儿园的小男孩死活不让奶奶走。奶奶只好抱着孩子说：“××，不要担心，奶奶不会一个人回家的，奶奶等你，你看见那个窗户了吗？我就在窗户外面看着你行吗？”奶奶把孩子带到外面，让他确认在外面可以看得到他，然后再三保证一定会在这里等他，孩子这才进了教室。然后奶奶一直都待在那里看着孩子。而孩子呢，刚开始的时候每次都要跟奶奶目光接触后才能放心，但后来也慢慢地融入到幼儿园里各种有意思的活动里去了。

无疑，这位奶奶是非常明智的。孩子第一次上幼儿园时，大人就应该学习这位奶奶的做法，先让孩子放心。在幼儿园里，在孩子能信赖别人之前，孩子的父母或亲人应当先成为他的心理支柱才行。

哈洛博士还做过如下实验：在实验室里，他给猴子们很多玩具，给玩具的同时实验室里还放置了用布片裹着的假妈妈。一开始小猴子们总是与布片妈妈待在一起。玩玩具时，他们先玩一种玩具，想换别的玩具之前它总是先到妈妈那里待一小会儿，然后才拿另一种玩具。其实人也是一样的。父母应该理解孩子的心情，帮孩子弄明白幼儿园不是可怕的地方。学校生活也一样，有好的开头，孩子才能愉快地度过漫长的学校生活。

让孩子体验逻辑性的结局

引进到韩国的西方文明给孩子的父母带来了不少迷惑。一开始，父母认为应该按现代的、西方的方式养育孩子，他们认为所谓好的教育方式就是什么都随孩子的意。所以当孩子在客人面前发脾气、耍赖时，父母也不说“不行”，即便自己的孩子打了别的孩子也不去制止。每当看见妈妈大

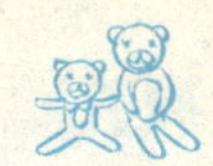

声嚷嚷却拿孩子毫无办法，我就特别替她们难过。

《圣经》里说，孩子还在妈妈怀抱时就应该学会该学会的东西。这是永恒的真理。比如，不偷别人的东西、不做对别人有害的行为、懂得忍耐、饭桌上懂得礼仪、遵守公共秩序等，这些都是孩子应该在父母那里学会的东西。

如果孩子小时候没学会这些，长大以后就很难再纠正过来。小时候就明白“不行就是不行”的道理，孩子才能成长为品行端正的人。

有的人认为西式教育就是不强调“规矩”，其实不然。在西方国家，如果孩子犯错了，即使家里有客人，父母也会该怎么教育就怎么教育。吃饭的时候，如果孩子在饭桌上挑三拣四，父母会毫不客气地说：“不想吃就算了，等你不闹的时候再吃吧。”这样，孩子会明白作为家庭成员应该怎样才能被认可，也会知道自己的行为会让父母伤心。

孩子只有在家里学会这些规矩，才比较容易明白走入社会后什么样的行为不被容纳。但父母不应该对孩子大声嚷嚷或打孩子、无视孩子的尊严，即便是责骂孩子也要客观合理。还有，低沉而严肃的声音比大声嚷嚷更具威慑力，让孩子体验逻辑性结局比打他一顿更具效力。对一个吃饭时耍赖的孩子，最好是让他体验一下“饿肚子”的后果。他会自然而然地知道吃饭时不能耍赖。到别人家里做客时打主人家小朋友的孩子，妈妈可以用不再带他去探访亲戚朋友的方法来惩罚。那么，他就知道不能再打小朋友了。

我的 8 个兄弟姐妹吃饭的时候决不说三道四。因为兄弟姐妹多，加上当时经济困难，对饭菜是根本不可能挑肥拣瘦的。如果你稍微慢了，别说好点的菜早就没了，甚至连自己的那一份饭都有可能没了呢！这就等于虽然没人说什么，但是孩子却体会到了逻辑性的结局。只有孩子自己切身体会到逻辑性结局，才会形成好习惯。

培养有责任心的孩子

有一次我刚要出门上班，电话铃声响了，上小学三年级的三女儿来电话说把招贴画忘在家里了，让我赶紧给她送过去。当时只有赶紧送过去才能赶在课堂上使用。我就匆忙地赶到学校里去了。但三年级的教室在三楼，如果我上楼的话就一定会迟到15分钟左右。正在我左右为难的时候，刚好碰上了认识我家俞真的一个男孩。男孩说："我帮您送上去吧。"我再三问："真的能送到她手里吗？"他说可以。

但那天晚上我回到家，看到女儿一脸的不高兴。"妈妈，我没拿到那个招贴画。你说，怎么办？"孩子的眼泪都流出来了。当时我就后悔了，后悔没有亲自上去把招贴画交到女儿手上。后来我仔细想了一下，那个男孩为什么没有把招贴画送到俞真那里呢？如果他是西方人会怎么样呢？如果是一个有责任心的人，应该会很明确地表明"可以"或"不能"吧。但那个孩子为什么没有履行自己的承诺呢？我正在想这些的时候，俞真说："妈妈，他可能是没有自信心才那样做的。"

"你为什么这么想？"

"可能是害怕老师说他。老师有时候还会打孩子的。你说，他怎么敢进别的班级的教室呢？妈妈你不要责怪他了，他也挺可怜的。"

俞真说得对。要想培养孩子的责任心，首先得培养他们的自信心。那么孩子从小就应该有"我做得到"的信心。"妈妈，我可以自己洗碗。""我可以按我的想法画画。""我可以自己剪纸、抹胶水。"孩子会在做这些小事的过程中树立自信心。

孩子在自己选择食品或玩具的过程中也可以树立自信心。自己选择，并坚持自己所选，那不就是履行责任的态度吗？

我们国家的孩子经常是大人在旁边时会表现很好，可是一旦没人看着他时，就会随地吐痰、乱扔垃圾，甚至连借来的东西也不按时归还。

如果一个国家想发展成一个互相协作的美好社会，那么每一个国民都要品行端正，有足够的责任心。而责任心如果小时候没有养成，长大以后就很难再培养了。父母应该努力培养孩子的责任心。在社会上我们常常会看到一些实力虽然差些，但很有责任心的人在工作上、人际关系上比实力强却没有责任心的人强很多的现象。

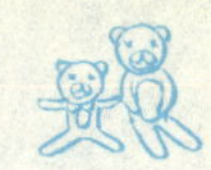

我们曾经以首尔市的母亲为对象做过一个关于教育目标的调查。调查她们在孩子的身体、智力、情绪、社会性中最重视哪方面的发育。当时，这些母亲不管所属社会阶层和年龄如何，都把身体和智力的发育当成首选目标。而在英国，母亲最重视的是孩子的社会性发育。这是我们大家都应该再三思考的问题。现在已经进入 21 世纪了，可很多年轻母亲的想法还是没有发生变化。人们极力动用所有可能的手段和方法来让孩子变得更聪明，却不重视与品德相关的教育。

如果世界上只剩下头脑聪明却不会关心别人而且没有责任心的人，那么这个社会会变成什么样呢？很显然，那个时候在社会上横行的就只有权势和诡计了。哪怕我们只是一个普通人，但能在平凡的事情中感到幸福，在对待小事情时负起责任，这个社会就会变得温馨美好。

因为要上班，我经常雇保姆做家务活。在这个过程中我接触过各种人：有的人毫无理由地对雇主怀有敌对心态；还有人在没有事先告知的情况下不遵守约定，弄得我没地方托付孩子，无法按时上班。

在各类人当中最让我满意的是两种人：一种是能遵守约定的人，她们假如不能按时来，也会提前告诉我，然后另外安排时间再来；还有就是那种脸上总带着微笑的人，她们什么都往好的方面想，连邻居都会夸她们好。所以我认为一个人的为人好坏跟学历、社会地位是没有关系的，经济上富裕与否和社会地位高低也是不成比例的，正直、有责任心才是最重要的。

如果希望将来的世界更美好，那么，就从现在开始在家庭里用正确的方法教育孩子吧。著名的教育学家郑范模博士说，21 世纪是 3 T时代，即拥有高技术 (High Technology)、高情商 (High Touch)、高信赖度 (High Trust) 的人才的时代。

不可能每一个孩子都很聪明，都能学到高技术。大部分的孩子都是普通人，聪明并不能决定一切。即使一个孩子不具备高技术，拥有高情商和高信赖度也能很好地生存下来。

培养孩子的情商

生活中我们常会碰到受灾的人。这时就有必要教孩子帮助有困难的人，同时告诉孩子当自己遭受到这样的灾难时该怎么做。如果父母以自己的行动给孩子做出表率，那么效果就会更好。比如，邻居家里有水漫进去了，父母可以告诉孩子："我现在到××家去帮忙。"或者可以带孩子一起去捐款，告诉孩子："虽然我们这次没有受到灾害，但我们还是应该去给受灾的人们捐款。如果每个人都拿出一点钱，那么合起来会有很多，就可以帮到他们。"

如果大人只想着自己没事就好，那么孩子的情商（EQ）是无法发育完全的。当在电视里看到有关灾难的报道时，父母可以说"他们肯定很苦""孩子的玩具都没了吧？孩子肯定会伤心的""要是没有准备好大米，他们肯定会挨饿的。怎么办呢"等类似的话，假如妈妈能这么说，孩子就能感受到受灾的人们的难处。这时候妈妈也不用刻意去弄明白孩子到底理解与否，只需随意地说说，然后对这样的事情做出表率，孩子长大后肯定会明白的。即便是当时没弄明白，长大以后也会像父母那样拥有一颗善良的心。

当新闻里播放抢险人员救助被困人员时，妈妈也可以借机告诉孩子"有时候溪水也能淹死人，这时候应该跑到高处去，或用手机向110求助""雨季在河边搭帐篷是很危险的，有时候一夜之间水就能涨很高”等生活常识。那么，当孩子上大学以后再去野营就能顺利地应对一些意外。此外，还可以告诉孩子水往低处流、水库是为了干旱时用水而储水的地方、发洪水的时候也可以用水库来调节水位等知识。通过这样的随机教育，孩子还可以懂得不少有关水的常识。

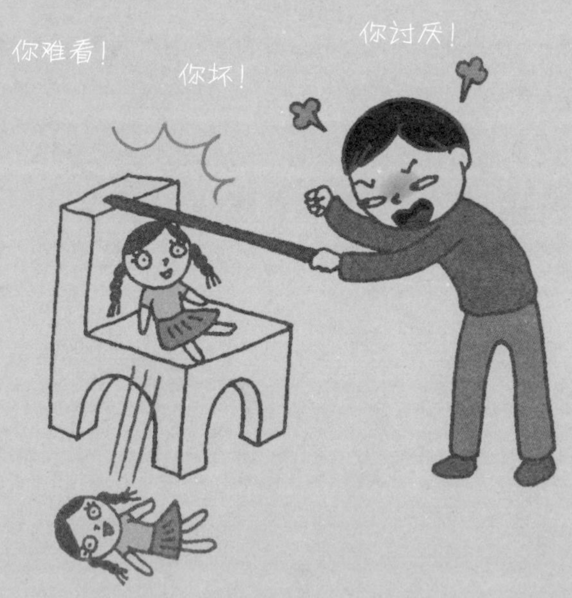
你难看！
你坏！
你讨厌！

第8章

玩是孩子最重要的事业

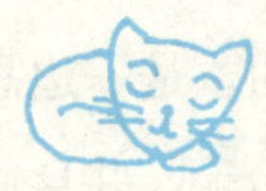

对孩子来说，玩是他们的事业，玩是他们人生中的第一项事业。孩子通过玩来模仿成人社会，又通过模仿来领会社会的生存法则。而且玩的另一个重要功能是可以消除孩子心里的挫败感和矛盾。那些讨厌弟弟的心情、对父母不满的情绪都可以通过玩来发泄，这样孩子才不会得心理疾病。

在玩的过程中学习和思考

大人觉得儿童时光是人生当中最幸福的阶段。如果孩子表现出某些不满，父母一般会说："你真是身在福中不知福啊！"回想往事，我小时候因为战争而不能上学，天天都在山上、海边自由自在地玩耍，那段时光是最幸福的。

英国教育家尼尔(Neil)曾说过："小时候就是玩的时期。如果这时期没有玩好，孩子长大以后会陷在想玩的幻想中不能自拔，也就无法做好创造性的工作。"美国著名教育家布鲁纳(Brune)认为："玩是幼儿最真挚的事业。"孩子在自由地表现自己的想法和想象力时能形成概念，还能产生新鲜的创意。

应该说孩子从一生下来就喜欢玩。因为孩子是在玩的过程中思考问题的，是一边思考一边玩的，所以我们应该认识到孩子需要从婴儿时期就开始玩，并且应该按他们的年龄段来给他们准备合适的玩具，必要的时候陪他们一起玩。

宝宝出生两个半月后就可以在他的周围挂上转动的玩具。孩子躺着的时候，也不要让他静静地待着，要让孩子愉快地动一动胳膊和腿，还可以让孩子听一听各种声音。宝宝出生 3 个月后可以给他摇一摇铃铛，让宝宝猜一猜声音来自哪个方向。宝宝周岁的时候会到处乱爬，这时候他连垃圾桶也不放过，什么都乱翻，还会把餐柜里所有的餐具都拿出来，然后自己坐进去。对孩子来说这也是在玩。

说到玩具，很多人都会联想到商店里卖的玩具。但事实上，除了那些

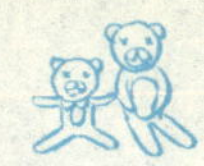

商店里卖的玩具以外，所有生活用品都可以成为孩子的玩具。对于父母买来的玩具，孩子头几天可能会很感兴趣，但过不了多久就会失去兴趣。孩子会很想摸一摸爸爸的刮胡刀、妈妈的化妆品、厨房里的各种用具等，可以看得出孩子是多么愿意玩这些物品呀。

有时候大人还能看到孩子穿着父母的衣服和鞋子，利用枕头、小包等弄成一个新奇的场景，让我们不得不佩服孩子的奇思妙想。

孩子有时也会邀请父母加入到他们的游戏当中。对孩子来说，除了已经商品化的玩具以外，生活中的所有东西都可以成为玩具，而且他们还希望周围的大人也能抱着孩童般的心理跟他们一起玩。如果和出生 18 个月的孩子玩捉迷藏，你还可以从他的眼神中读出兴奋。

给孩子尽情玩耍的自由

以前我当幼儿园老师时见过这样的情景：有个叫英勋的孩子在饭桌上放了一个女娃娃并且不停地抽打它，这样的抽打持续了5分钟。当时我只是远远地看着他，没有立即去制止，但觉得问题相当严重。后来我去他家做家访才得知英勋刚刚有了妹妹。性格内向的英勋觉得妹妹夺走了爸爸妈妈对他的爱，就特别厌恶妹妹，所以才会在幼儿园里抽打玩具娃娃以排遣内心的愤怒。

一旦孩子心里积累了痛苦和挫败感，就会产生情绪问题。有时候这种情绪上的问题很难医治。一旦情绪有问题，再聪明的孩子也难充分发挥其能力。

有个叫迪克斯的孩子拥有天才的头脑，却因为情绪问题被认为是弱智儿。6岁之前他一直被误认为是傻孩子，但后来通过游戏的治疗方法消除了心理疾病。迪克斯不但变得正常了，而且还上了“天才学校”。

小时候是通过玩耍来学习的时期。埃里克森曾经观察过孩子是怎么玩的。30年后他重新找到了当年观察过的孩子，看长大以后的他们是怎么生活的。结果发现，小时候爱玩的孩子长大以后能够把生活安排得非常有趣。

孩子在玩的过程中学会生活的方法并释放出内心的压力，但更重要的是孩子可以通过玩形成学习概念。比如，在玩的过程中可以认识红、黄、白等颜色，知道什么是长的、什么是短的。如果刻意强迫孩子去学习这些知识，可能会使孩子产生心理压力，反而学不好。但孩子可以通过玩，非常轻松自然地学会这些概念。

很多妈妈一看到孩子在玩，就会担心他不爱学习。所以，她们只要一看见孩子在玩就会说：“你天天就知道玩，不学习怎么行，赶紧学习吧。”这是因为妈妈不知道在玩的过程中孩子也可以学得很好的缘故。小学二年级左右的孩子可以边玩边学课程，比如加减法和数数等在玩耍的过程中就可以学得很好。如果父母总把玩和学习硬性区别开来，给孩子留下学习是好的，玩是不好的印象，孩子反而更想偷偷地玩。所以从小就应该让孩子玩个痛快。

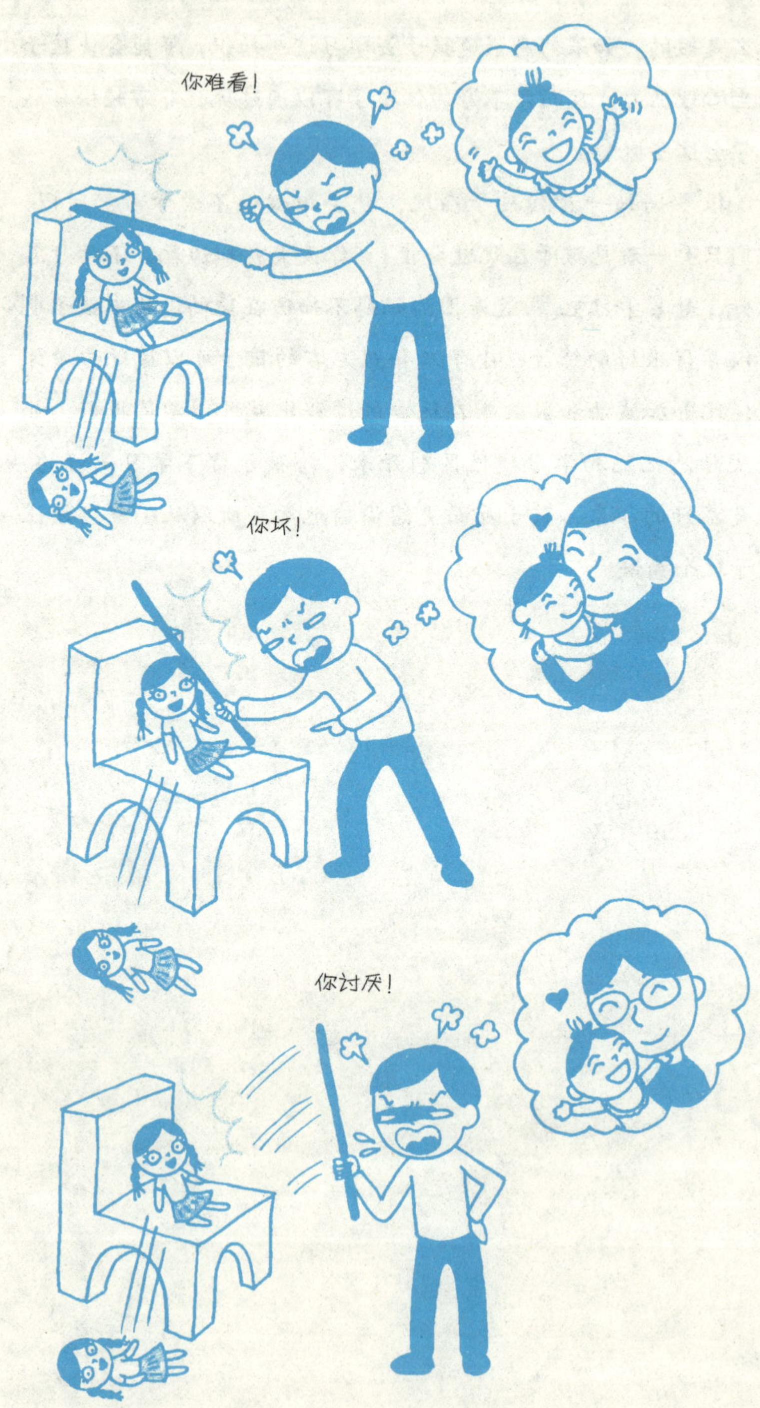
你难看！
你坏！
你讨厌！

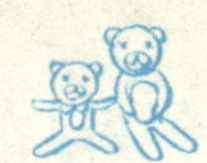

玩对孩子来说如同生命

对孩子来说，玩是他们最重要的“事业”，可以说是他们人生中的第一项“事业”。孩子通过玩来模仿成人社会，又通过模仿成人社会来领会社会上的生存法则。

比如，孩子玩过家家的时候说“我上班了”“妈妈，我上学了”“宝宝，吃饭吧”等话，是孩子对职业的认识，或者说他领会到爸爸妈妈的社会角色的意义了。

专门研究黑猩猩的科学家拉维克·古多尔 (Lawick Goodall) 观察到玩对动物来说也很重要这一事实。成熟的黑猩猩捉蚂蚁吃的方法非常有意思。黑猩猩先找来一根木棍，往木棍上沾上唾液后放到蚂蚁窝里，等蚂蚁们爬到木棍上以后，再拿出来津津有味地吃掉。而小黑猩猩们则坐在妈妈旁边模仿着妈妈的样子，它们也可以把木棍放进蚂蚁窝里，但因为技术还不太熟练，所以抓不到蚂蚁。不过小黑猩猩们可以通过这样的玩耍，学到先折断树枝，再根据蚂蚁窝的大小把树枝折到合适的长度，然后往树枝上沾抹唾液，再把树枝放进蚂蚁窝里的方法。

古多尔观察的黑猩猩当中有一只小黑猩猩 3 岁时就没了妈妈，它是被哥哥姐姐们养大的。但到了 4 岁半，这只小猩猩捉蚂蚁的技术跟别的小黑猩猩比起来还差很多。古多尔认为，这是因为它没有妈妈在旁边教它玩和鼓励它玩的缘故。所以说，小时候玩的重要性不在于怎样模仿大人的言行，而在于能通过玩学会解决问题。

玩的另一个重要功能就是让消除孩子心里的矛盾和挫败感。讨厌弟弟或妹妹的心情、对父母的不满都可以通过玩来发泄，这样孩子才不容易得心理疾病。

发挥孩子的自主性

一提起“学习”，我们想到的第一个相关词汇可能就是“教”。这说明我们的想法已经僵化到一定程度了。不管是大学的教授、幼儿园的老师，还是家里的父母，都一心只想着怎样才能教好学生或孩子。给大学生讲课时，我觉得备课备得充分，讲得也好的话，就有“我今天尽力了”的满足感，并会暗自感到欣慰。但上完学生们的公开讨论课以后，又会隐隐约约觉得自己没尽好责任。

30 多年的经验告诉我，不管是大学生还是小孩子，只有他们自己想学习的时候才会学得最好。自己解决问题、领会真理可能不容易，但这时候的快乐感与被动地接受教育是无法相提并论的。

英国心理学专家帕普·贾格 (Papu Jag) 做了一个有趣的实验。他为宝宝准备了小电灯。一开始他把模式设定成只要宝宝向某一方向转头电灯就会发亮。偶然发现自己一转头就能亮灯的宝宝开始刻意地转头了，可是，当完全掌握了怎样才能亮灯以后，宝宝却不那么感兴趣了。接下来帕普·贾格就把实验内容稍微改动了一下，结果宝宝又开始感兴趣了。这说明宝宝对解决问题的过程感兴趣，而不是对问题本身感兴趣。

美国心理学专家亨特 (Hunt) 和伍沃德考斯基也做了相似的实验。他们把出生月份差不多的婴儿分成两组，分别在他们旁边系上能转动的玩具。一组是把玩具系在宝宝能看见的天花板上，让大人在旁边转动玩具；另一组则把玩具系在摇篮上，只要宝宝一动身体，摇篮就会动，玩具也会随之跟着转动。知道摇篮一动就能转动玩具的宝宝咿呀咿呀的声音多了起来，笑容也多了起来。但只靠别人来转动玩具的宝宝却没怎么发出声音，也没有笑容。2005 年彤燕出生时，美国刚开发出与这个原理相同的玩具。只要孩子一动脚，玩具就会发出歌声，而且动脚的角度不一样发出的歌声也会不一样。出生才 3 个月的彤燕，为了听音乐就喜欢把脚蹬来蹬去。

日内瓦大学的莫尼尔 (Monier) 做的实验跟帕普·贾格差不多，也是让宝宝通过摆动手脚来转动玩具。他发现出生只有 4 个月的宝宝都会为转动玩具而频繁地摆动手脚，动的次数比平常多得多。

孩子在解决问题的过程中所产生的兴趣是天生的呢还是容易受到周围环境的影响而产生的呢？目前为止还没有相关的研究结果。但可以肯定的

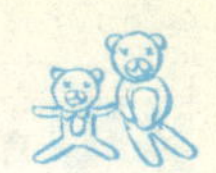

是，即使是婴儿也更喜欢自主地探索，而不喜欢被动地接受。这说明，孩子重视的不是解决问题本身，在解决问题的过程中所感受到的快乐才是最重要的。也就是说，孩子在通过自身的努力解决问题的过程中所感受到的欣喜才是最重要的。

每一个孩子都有通过自身的努力去成就某一件事情的强烈欲望。自己抬头找玩具的宝宝、到处爬着看到什么都往嘴里塞的宝宝、跌倒了无数次还想自己站起来的宝宝，从他们身上我们可以看到强烈的好奇心和自主性。

如同宝宝在学习站立的过程中要跌倒无数次一样，孩子在自主地做某一件事情时也要经历多次失败，这时候帮孩子排除危险就是大人该做的事情。为了培养孩子的自主性，父母应该多鼓励孩子，即使是孩子失败了也不要给他们脸色看。

有一次，我正在洗衣服，3 岁的二女儿走过来对我说："妈妈，我也想洗。"于是她蹲在我旁边，拿出一件衣服开始揉搓起来，连早上刚穿的裤子也脱掉了要洗。然后她把还滴着肥皂水的衣服挂到了阳台上，还乐呵呵地说："妈妈，我帮你洗衣服了，你不累了吧？"后来，等孩子出去玩了，我把那些晾了的衣服拿回来又重新洗了一遍。

有时候孩子很想帮忙，但父母反而觉得麻烦。因为孩子帮了倒忙反而要父母花费更多精力，但我们应该理解，孩子是心有余而力不足的。

如果小时候连这点机会都不给孩子的话，将来还能指望他们帮忙吗？"我也想干"这种想法可以逐渐转化为孩子的自信心，所以从小就应该多给孩子机会，让他做自己愿意做的事情。"我可以做到""我肯定能做好"，这种自信心将引导孩子一生，而这种自信心是在做自己愿意做的事情时产生的。

如果孩子刚想做点什么，大人就嚷嚷"宝宝听话""怎么这么不听话""烦死人了""以后长大了有的是机会""孩子一边去""不听话的孩子是坏孩子"，那么从小受到斥责的孩子就会在不知不觉中失去自信心。

大人是因为孩子做的事情不称心才会斥责他们。但太多的斥责会让孩子逐渐失去自主性，还会给孩子造成自卑感。"我不能做""我会做错的""我做不了”等，孩子的这些想法就是父母造成的。父母应该多反省一下自己是不是抹杀了孩子的自主性。

应该让孩子从小开始多做他们愿意做的事情，宽容地对待孩子的失败。当然前提是父母首先要消除心中的“特等奖”“班长”等“胜利者”的概念，只有这样，家庭里才能形成一种宽松和自主的氛围。

玩具的选择

玩对孩子来说是非常重要的，玩具能让孩子玩得更开心。说到玩具，很多人想到的是百货商店或玩具店里摆出来的各种漂亮的商品。但除了这些商品化的玩具以外，我们身边还有很多东西可以当玩具来玩。妈妈特意给孩子买了过家家用的玩具碗筷，可孩子还是想拿厨房里的真碗筷玩。

打开孩子的玩具盒，你会看到里面全是些饼干包装纸、破了的玩具娃娃、没有气的球等。在大人看来这些东西全是垃圾，真想一把扔掉。但对孩子来说，这些都是他们的宝贝。在大人看来毫无用处的东西一旦经过孩子的想象就会变成很有意思的玩具。孩子可以给饭桌盖上毯子让它变成一个不错的小房子，而几把椅子排列在一起就是公交车或火车了。

孩子身边的家具、器具、化妆品、薄被子、包、围巾等全都可以成为玩具。但最让孩子满意的还是陪他们玩的爸爸妈妈。父母认可孩子并能陪孩子一起玩，这对孩子来说比任何东西都更重要。家里摆满了昂贵的玩具却没有人陪伴的孩子，还不如拿废品当玩具却有关心他、爱护他的父母来陪伴的孩子幸福快乐呢！

在我们选择玩具时，首先要看能不能引起孩子的兴趣，然后再挑孩子喜欢的颜色，之后再考虑玩具的材质是否有害。孩子越小就越喜欢把玩具放进嘴里，这是孩子发育过程中的自然现象，不能让孩子把玩具放进嘴里，危险的东西最好事先拿走。

学龄前儿童的玩具首先要挑选坚固的。容易破碎的玩具一方面是危险的，另一方面这种玩具容易让孩子产生挫败感。

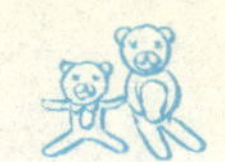

挑选的玩具要符合孩子的年龄特征。玩具再好，如果不符合年龄段，也很难引起孩子的兴趣。只有符合年龄特征的玩具才有益于提高孩子的智商、情商与体能。

宝宝应该从出生开始就玩玩具。刚出生的宝宝看见什么抓什么，想寻找刺激，这是出于人类的本能，也是孩子从出生开始就需要玩具的证据。

0～1 个月　在摇篮附近贴上各种图画

对于这个年龄的宝宝，小被子最好不要选用纯白色的布料，带有各种花纹的、可爱动物图案的被子会更好。摇篮附近应该贴上颜色明快的图画或放上玩具。虽然这个时期的宝宝大部分时间都在睡觉，但他醒过来以后会看到这些。为了培养孩子的听觉能力，不妨给他换尿布时摇一摇铃，还可以给他听 5 分钟左右的轻音乐。**给孩子听音乐虽然很好，但不能一天 24 小时都放音乐，这样孩子会感到厌烦。**音乐盒和有音乐的布娃娃也是不错的选择。

1～3 个月　在离孩子 30 厘米的地方挂上能转动的玩具

这个年龄的宝宝很喜欢有声音的玩具。摇铃的时候应在离孩子视线约 3 厘米的地方从左到右、从右到左画着抛物线慢慢移动，这样有利于培养孩子的注意力。也可以在白纸上贴直径 15 ～ 20 厘米的红色或黄色的圆圈，以 180 度的角度挂在离孩子视线约 30 厘米的地方，让它从左到右、从右到左地飘来荡去。也可以在孩子手里放上摇铃，只要他一动就能听到摇铃的声音，孩子会非常开心。摇铃要让孩子左右手轮换着握。还可以让孩子听一听外观和声音都不一样的钟表的声音。这样有利于培养孩子的听觉识别能力。

4～5 个月　把气球挂到孩子身上

这个年龄的宝宝虽然不能单独坐着，但在他身后垫上枕头或被子的话，也能坐一会儿。所以最好是每天固定好时间，让宝宝坐 10 ～ 15 分钟，而在这个时间里可以由妈妈陪着宝宝玩。

这时期的宝宝喜欢绳子之类的东西。在绳子上系气球，可以让宝宝拽着玩。也可以把吹好了的气球用绳子系在宝宝衣服上，宝宝就能和五颜六色的气球玩耍。但是大人一定要在旁边看着气球，提防它爆炸，而且不能让爆炸了的气球掉到孩子身上。4～5个月的宝宝还喜欢不倒翁，会对不倒翁倒下去以后又能起来的现象非常感兴趣。

6～8个月　洗澡盆里放塑料玩具，还可以给宝宝看镜子

日常生活中的各种东西都能成为宝宝的玩具，如小锅、勺子、塑料碟子、塑料化妆品盒等。这时候的宝宝因为要长牙，牙床会痒痒，可以把勺子放进冰箱，等凉了以后再拿出来给宝宝咬着玩，这可以缓解宝宝牙床痒痒的感觉。

可以给宝宝玩不一样大小的各种器具，让他把小器具放进大的器具里面。这有利于形成大小的概念。还可以让宝宝把小饼干放进杯子里。因为宝宝眼睛和手的协调能力还没发育好，把小饼干放进杯子里其实不是件容易的事，但多玩几次宝宝会逐渐变得熟练一些。宝宝洗澡时也可以在洗澡盆里放些塑料玩具。

这个时期的宝宝会形成“自我”的概念。可以给宝宝照镜子，指着眼睛、鼻子、嘴巴，告诉他叫什么。孩子通过照镜子，慢慢可以知道自己身体的各个部位。

对6～8个月大的宝宝来说，搭积木也不错。挑两三个表面平整、颜色鲜亮的积木放在宝宝手里，让宝宝把积木从左手交到右手，反复练习。由于孩子的视觉、触觉是在这个阶段发育的，孩子会爬以后父母可以利用广播、CD、录像机等给孩子听各种音乐。还可以让宝宝摸一摸粗糙的布、丝绸、羽毛等。这个时期父母应该细心地为孩子准备各种玩具，让他们多接触各类事物。除了商品化的玩具以外，周围的很多东西都可以成为他们的玩具。

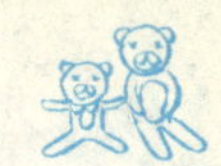

9～11个月　用能发出声音的玩具培养宝宝的乐感

可以把小玩具或其他物体放进锅里盖上盖儿，然后让宝宝打开锅盖儿取出玩具或物体。这可以让孩子认识到某种逻辑概念。

为了刺激宝宝的听觉，可以给宝宝玩木琴、小手鼓等玩具，让宝宝辨别不同的声音。世上没有天生五音不全的人。宝宝多听各种不同的音乐，乐感发育会更好。培养了好的乐感，以后学钢琴学小提琴都会比较容易。进一步说，这对学外语也有不少帮助。

等宝宝会叫爸爸妈妈了，电话机也是很不错的玩具。妈妈可以跟宝宝玩模拟打电话的游戏，“喂，你好，××在吗？”然后让宝宝也给妈妈打电话。这有利于宝宝的语言发育，同时想象力也会变得更丰富。为了宝宝的身体发育，还可以让宝宝玩滚球。

这个时候的宝宝已经能扶着东西站起来了，所以父母要把家具固定好，而且最好是用圆角的家具。

12～14个月　利用日常生活用品拓宽宝宝的视野，带宝宝一起去市场

这个年龄的孩子需要自己动手拉拉链、扣上大一点的纽扣、扣上按扣等，两边能直接贴上去的鞋也要自己试着穿。除商品化的玩具以外，家长要多利用日常生活用品来拓宽宝宝的视野。**实际上婴幼儿时期的孩子更喜欢玩大人的日常生活用品。**

也可以让宝宝做穿珠子的游戏。宝宝穿珠子需要较长时间，这在大人看来是很闷的。但这可以培养孩子的自信心和安定感，使孩子更加聪明。

这时候的孩子还不太会说话，也听不懂别人说的话，但有必要给他看颜色鲜艳的大图片的画报，最好是妈妈一句一句地念给宝宝听。也可以让宝宝看看有图片的华丽的时尚杂志，妈妈在旁边给宝宝解说杂志上的事物和名称。

此外还应该多带孩子到外面去逛超市、百货商店等，给孩子讲各种东西的名称。也许孩子当时不能理解，但没关系，这是活生生的教育。虽然带孩子出去又累又麻烦，但通过这些实践，孩子真的能学到许多东西。

15～20个月　通过玩培养协调能力

这个时候的孩子已经可以走路了，所以应该给孩子玩有助于身体发育的玩具，同时帮助孩子的智力发育。最新的研究结果表明，身体发育和智力发育是密切相关的。这个时候可以给孩子玩各种各样玩具汽车和布娃娃。

可以给孩子玩大一点的积木，让孩子盖房子。还可以让孩子用黏土制作各种形态的东西。在家里可以用面粉来代替黏土（用4杯面粉、2大勺色拉油、一点盐和水，再加上食用颜料1袋就可以调制成），如果用普通染料的话，父母要留意不要让孩子把它放进嘴里。

对这个阶段的孩子来说，玩水是不可缺少的。用各种样式的塑料碗装水，会让孩子玩得很高兴。虽然玩水可能会弄湿衣服，但玩水是这个时期必不可少的游戏。夏天还可以带孩子到外面玩水。

21个月～上幼儿园之前　画画和拼图有利于智力发育

这个时期可以给孩子玩各种玩具了。因为他们智力上已经比较成熟，没有父母的帮助也可以自己玩得很开心，而且对和小朋友们一起玩也会更感兴趣。

21个月以后宝宝开始从涂鸦进入可以画画的阶段了。为孩子准备好蜡笔和图画纸，还可以给他们圆角剪刀来剪剪东西。此外，让孩子玩拼图（只有10来块的那种）还有利于智力发育。给这个时期的孩子多准备一些需要动脑筋才能玩的玩具（如积木等）比较好。

随着孩子的成长，可以骑的、推的、装东西的玩具也不错。此外，跟小伙伴一起玩过家家用的玩具娃娃和房子、家具等也是很好的选择。

收拾和整理

从孩子的第一个摇铃开始，玩具就慢慢多起来了。一开始是一小筐，再后来是一大箱，最后连整个玩具柜都塞满了。孩子多，玩具也多，屋子里到处都是玩具，不管怎么整理看起来也是一副凌乱的样子。

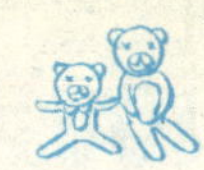

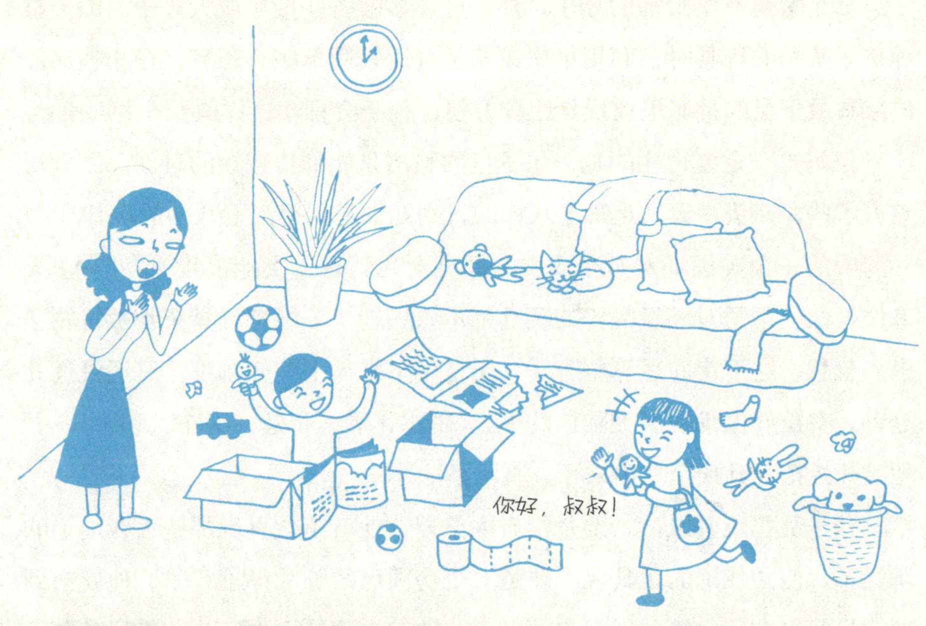

用空抽屉或箱子装满屋子的玩具比较好

妈妈在当姑娘时从来都没想象过自己会住在如此凌乱不堪的房子里。对于喜欢整洁的妈妈来说，孩子的婴幼儿时期简直就是一段痛苦的回忆。以前看过的装修杂志里的房子整洁、浪漫，而且这种杂志里面的孩子也是穿戴整齐、满脸笑容，跟整洁漂亮的周围环境非常协调。而我家呢？孩子怎么这么不听话啊！年轻妈妈可能都有过这种感慨吧。

一旦想象着整齐干净的房间和听话的孩子，妈妈可能无法忍受到处都是玩具的杂乱的房间和堆积如山的脏衣服。更糟糕的是连丈夫也不喜欢家里这种环境，宁愿在外面晃荡，也不愿意回家。妈妈心里的矛盾和挫败感越来越强烈了。她们会想“我是不是不会料理家务呀？”“为什么我家孩子总会把房子弄脏呢？”

有孩子的房间当然会杂乱。幸福的孩子都是好动的，那么房间当然不可能整洁。但总喜欢把玩具扔得到处都是的孩子也是会变的。上小学以后他们就不再喜欢乱扔玩具，他们更感兴趣的是学习用品和书籍，所以房子这时也会变得整齐一些。

如果家里有学龄前的孩子，那么应该多准备些抽屉或大箱子。因为整理孩子乱扔的玩具时，利用抽屉或箱子会比较简单些。还有，在小孩房间的家具最下层的抽屉里放玩具比较方便，孩子会喜欢这样做。

但妈妈一定要记住的是，屋子里的整洁只能维持较短的时间。刚觉得整齐了些，回头一看又是乱七八糟的，到处都是拆得乱七八糟的玩具。

我的一个美国朋友有个3岁的漂亮女儿。有一次她跟我说："有一天塞拉好像一下子对满屋乱扔的玩具都不感兴趣了，她把玩具全都放进箱子里。我想，这下房间总算整齐了，于是坐下来喝上一杯咖啡，可还没过几分钟，塞拉好像发现新大陆似的说，'妈妈，看，青蛙、火车、积木……'她又开始把玩具挨个拿出来了。真没办法。"

孩子乱扔玩具以后，要是没有人整理，他就不会再玩那些丢在地上的玩具了，他会找别的玩具玩。要是一个房间已经脏乱得不行了，他就会到别的房间里去玩。等到每间房都乱了，他就会到外面去玩。如果玩具箱子里的玩具总是乱七八糟，不管是10天还是1个月，孩子是连动也不会动那些玩具的。

妈妈在整理房间时应该把玩具分类整理。家里如果有学龄前的孩子，那整理房间和洗衣服等琐事就会没完没了，所以妈妈没有足够的耐心是不行的。而丈夫不但不会帮忙，反而还会发牢骚，这样妈妈就会更受不了。妈妈为子女投入的这些努力虽然当时无法得到补偿，但几年以后你就会看到付出的努力带给你的美好结果。

如果实在受不了，你可以指定一个房间，让孩子在那儿玩。孩子一开始还是会听话的，但他们也不愿意总是在一个房间里玩，他们也想到爸爸妈妈的房间里去玩。就像给孩子买了书桌，可他们还是喜欢趴在妈妈的身边看书一样。所以要把孩子的玩具和书经常轮换着放到别的房间里，这样孩子更容易全身心地投入到游戏中，也可以养成爱读书的好习惯。

越想把孩子和大人的世界分开来，孩子就越想腻在父母身边。其实，现在的孩子都很独立，上小学三年级以后，孩子大部分都愿意跟小伙伴玩，而不太喜欢和父母待在一起。所以，大人要珍惜和享受孩

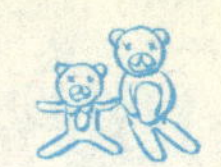

子能在你身边大声嚷嚷，把玩具扔得满屋都是，玩得开开心心的时光。这至少说明他还需要你的关爱和照顾。

水是孩子喜欢的天然教材

古希腊哲学家曾说，水是万物之源。而现代儿童心理学家说水和孩子之间有着不可分割的紧密联系。

法国妇产科大夫勒博耶曾经把刚出生的婴儿放进与羊水差不多温度的水里，结果这个婴儿不但不怎么哭，脸上反而还带着平和的微笑。在娘胎里待着的 10 个月时间里宝宝已经学会了游泳，同时也已经习惯了在水里的感觉。还有一种研究结果表明，刚出生没几天的婴儿可以在放满水的玻璃箱子里敏捷地游泳。

可能是因为生命的最初阶段是在羊水里度过的缘故吧，宝宝都很喜欢水，并且在玩水的过程中能学到很多知识。水看上去很单纯，但它有触感和声音，可以使东西浮起来，还可以洗掉脏东西。

只不过孩子玩水给妈妈带来了很多新麻烦。孩子玩水后不但增加了很多要洗的衣服，而且房间里也被搞得到处都是水。还有，孩子玩水以后很容易得感冒或腹痛，有时玩水甚至还很危险。但我们不能只看到这些不利因素。水是孩子喜欢的天然教材，应该让孩子多玩水并从中学到知识。宝宝可以只带着尿布跟妈妈一起进入水中。可能是因为妈妈在身边吧，你会发现宝宝根本不怕水，反而很喜欢水。**从小喜欢玩水的孩子长大以后就不会怕水了。**

有的人只要一看到孩子在河边或海边走就会大声喊："你不想活了？"这只会让孩子对水产生恐惧感。你可以让孩子在水不太深、浪不太大的岸边玩。通过接触水，还可以促进孩子感官的发育。

玩水不一定只在河边和海边进行。夏天在院子里的一角或楼房里的阳台上放上大大的澡盆，装满水，也可以玩个痛快。其实公共澡堂或家里的浴室也是很不错的玩水场地。玩水的时候可以拿空洗发水瓶、小锅、铝盒或塑料桶等日常生活中常见的东西当玩具，这样孩子会觉得更有意思。如果再放点沐浴露，弄出许多泡泡就更好了。

需要注意的是，在孩子玩水的时候大人绝对不能撒手不管，因为再浅的水也有可能酿成悲剧。如果看孩子玩得开心，就转身离开，去做别的事情，那是非常危险的。

我在美国的时候，有一次在后院里搁了一个塑料游泳盆，放了约5公分左右高的水，让刚过周岁的二女儿在里面玩。因为水浅，我想即使孩子跌倒了也不会有危险的，所以我在厨房里准备晚餐，同时每隔二三分钟看一下孩子。看了第一眼觉得没有什么异样，转身继续干活。当我再一次看孩子的时候，忽然发现她已经跌倒了。就这短短的2分钟时间里她已经被灌了很多水！这次可怕的经历提醒家长，一定要在有大人监护的情况下才可以让孩子玩水。

我们经常在大众浴池里看到哭个不停的孩子，而妈妈却不管不顾地拽住孩子使劲地搓洗。有的孩子在家里一听到洗澡就跑得远远的，这是因为爱干净的妈妈总给孩子使劲搓洗的缘故。孩子洗澡的重点应该是玩水，而不是搓洗。孩子特别讨厌洗发水进到眼睛里，所以给孩子洗头的时候一定要小心。妈妈应该告诉孩子："妈妈会小心地帮你洗头，不会让洗发水流进你眼睛里。"并且一定要真的小心才行。

孩子洗澡时还可以在浴盆里放上空杯子或塑料盆等器皿，这样孩子在洗澡时就能边玩边学会体积的概念。根据皮亚杰(Piaget)的研究，学龄前的孩子认为器皿不同，装水的量也会不同。假定A和B两个一样的杯子里装了同样分量的水，然后把B杯里的水倒进细长的C杯里，这时候孩子会毫不犹豫地说C杯里的水多，如果再把C杯里的水倒进宽大的D杯里，孩子又会说D杯里的水少。所以，洗澡时玩各种大小和样式不一样的器皿有利于孩子掌握有关体积的知识。

洗澡盆里还可以放些羽毛、乒乓球、木块、珠子、勺子等重量不一、能浮起来的或沉下去的东西，这也有利于孩子理解物体的不同性质。

让孩子自己动手洗头或洗澡比较好，这样做可能比妈妈替他做要多花

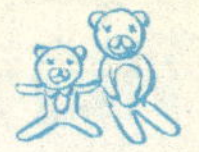

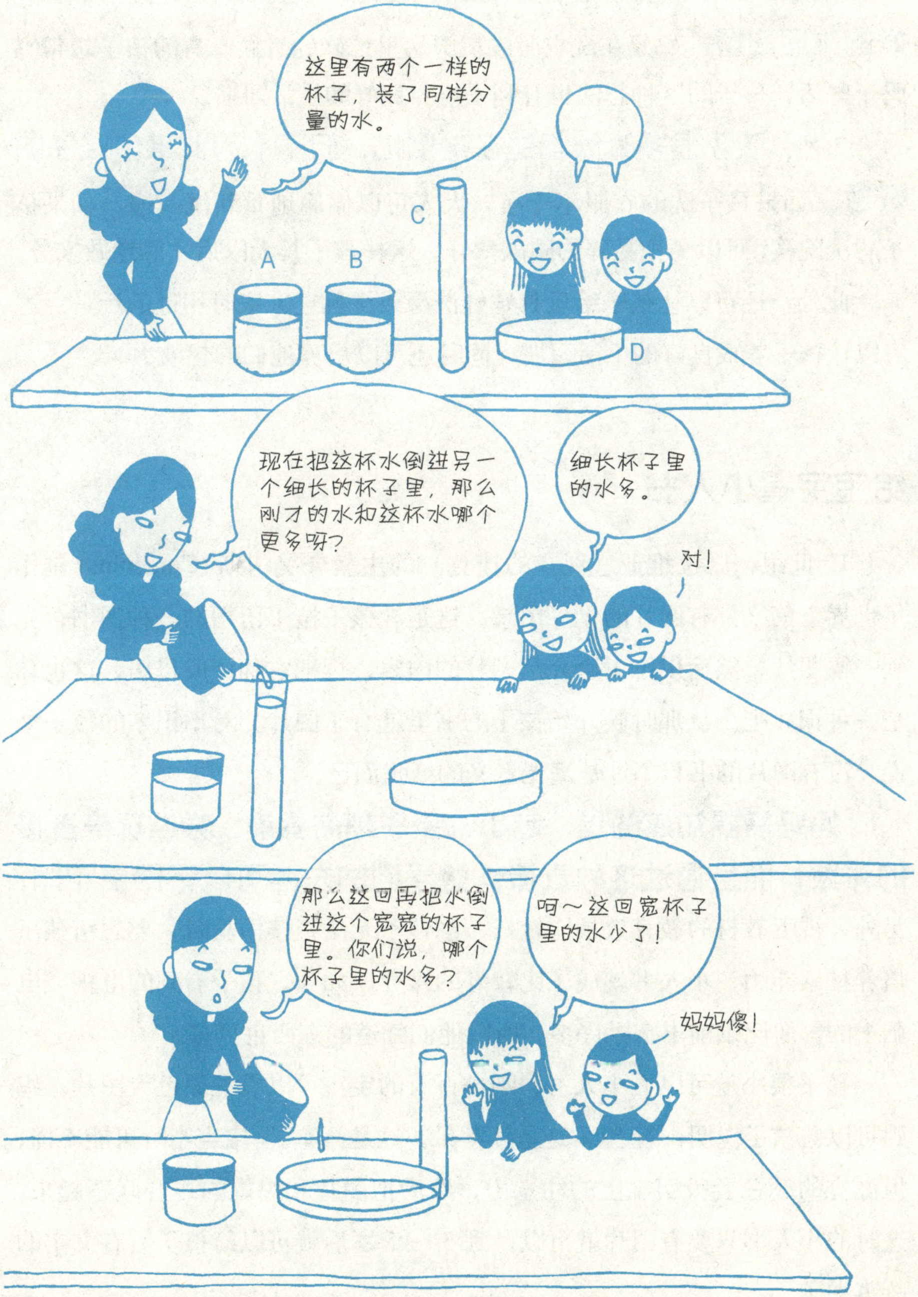

这里有两个一样的杯子，装了同样分量的水。

A
B
C
D

现在把这杯水倒进另一个细长的杯子里，那么刚才的水和这杯水哪个更多呀？

细长杯子里的水多。

对！

那么这回再把水倒进这个宽宽的杯子里。你们说，哪个杯子里的水多？

呵～这回宽杯子里的水少了！

妈妈傻！

些时间，而且很麻烦，但这有利于培养孩子的自主性。

孩子玩水不但有利于形成水的概念，还有利于培养孩子良好的生活习惯。妈妈在洗衣服或在厨房里忙碌的时候，有的孩子想帮妈妈干些活，孩子的这种想法也有利于培养良好的生活习惯。

当然，孩子很多时候都是在帮倒忙，但不能因此辜负孩子的好意。如果孩子洗的衣服不干净，大人可以偷偷地重新洗一遍；如果孩子想洗碗筷，可以先把易碎的碗碟拿开。这样孩子长大以后才愿意做家务。

此外，还可以让孩子给玩具娃娃洗澡或洗玩过家家时用过的玩具。这可以让孩子养成良好的生活习惯，同时还可以培养他们的想象力。

给宝宝看小人书

17 世纪，摩拉维亚（现在的捷克）的主教夸美纽斯 (Comenius) 制作了世界上第一部有图片的世界图录。这是教孩子拉丁语用的一种图书，先画一幅图片，然后用拉丁语介绍图片的内容，再把它翻译成母语，这也算是一种词典吧。从那时候开始孩子的书里就有了图片。对不识字的孩子来说，没有图片的书只不过是毫无意义的纸张而已。

妈妈需要知道的是，越小的孩子越需要摸、尝、玩等直接的体验，而且通过这种直接体验学到的东西可以记得更牢固。另外，视听教材的教育效果比较好。当孩子无法直接体验时，要想给孩子培养抽象能力，小人书就成了比较好的媒介。如今，孩子看到的电视或电脑上的影像比以前丰富了许多，所以他们知道的东西也更多。

孩子很小就可以看小人书。刚过百天的宝宝可以看三原色大图片。妈妈可以向孩子说明：“宝宝，这是红苹果，这是汽车。”宝宝当时可能不懂，但漂亮的颜色会吸引宝宝的注意力，然后把图片和妈妈的声音联系起来。这时的小人书只要有图片就可以。到 3 ~ 5 岁后就可以给孩子看有文字的故事书了。

给孩子看小人书时最好是一句一句地念给他听，这样孩子

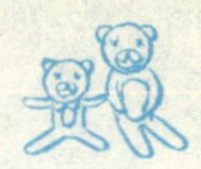

在听到同样的发音时会逐渐明白这是同一个字。在这个过程中孩子能自然而然地学会不少字。但要注意的是你不能这样说："刚才不是已经念给你听了吗？笨，这也不知道？"那么孩子以后将不再看字长什么样，只把内容背好，等妈妈再问时好作回答。这样的孩子长大后容易注意力不集中，性格轻率。

孩子能集中注意力的时间长短是：3 周岁前一次是 3 分钟，3 ～ 4 岁一次是 5 ～ 8 分钟，5 ～ 6 岁一次是约 15 分钟。如果孩子感兴趣的话也能适当地延长时间。

孩子有时候会边看书边大声讲。讲出来的事情是在妈妈以前讲过的内容上随便增减的，这是因为幼儿发挥了他们特有的想象力。这时候妈妈千万不能说："哪有那样的内容？"而应该让孩子怎么高兴就怎么讲。

孩子看完了小人书以后，还可以给他蜡笔和图画纸，用图画再现故事。也可以由家人用演戏的方式让孩子展开想象力的翅膀。

孩子的读书习惯是从小养成的。所以妈妈再忙也要读书，哪怕一个星期只有一次，也要给孩子树立良好的榜样。如果家长自己一年到头一本书也不读却要求孩子读书，孩子会认为妈妈这是在干涉他。如果妈妈只读美容院的月刊之类的书，孩子也会只喜欢读简单的漫画书，那些文字多的书连看都不愿意看。

如果爸爸妈妈喜欢读书，孩子就会逐渐喜欢上读书的氛围。要说读书，首先要发自内心地喜欢才可以。所以父母要挑选符合孩子年龄段的书让孩子读，这样孩子才会觉得读书是一件很有意思的事情。

如何培养孩子的阅读兴趣

现在的孩子都喜欢玩电脑，让孩子养成读书的习惯是不容易的。但读书是生活中必不可少的事情，父母应该加倍努力让孩子喜欢读书。

首先是父母自己必须喜欢读书。法国作家萨特 (Sartre) 从小就喜欢听奶奶和妈妈讲故事。有一天，他看见妈妈膝盖上有一件东西，妈妈和奶奶都叫它“书”，家里装满了这种叫做“书”的东西。后来萨特知道所有有趣的故事都来自这些“书”。从此他下决心学习文字，以便可以读那些有趣的书。

第二，在孩子提问题的时候，如果妈妈自己也不知道答案，不要只说一句“不知道”。可以跟孩子一起查查有关的工具书来寻找答案，由此告诉孩子可以在书中获得智慧。这也是引导孩子读书的一种方法。

第三，帮孩子挑选适合他年龄段的图书。刚过周岁的孩子看那些纸张厚厚的、一页只有一张图的书比较合适，最好是由妈妈讲解内容；其次是那种一页里有一两行文字的童话书；等孩子上幼儿园了，可以读一页里带有一段文字的故事书。如果孩子要求读他们喜欢的书，最好能按他们的意愿选择图书，不能打击他们说：“孩子应该读伟人故事或科学故事才能掌握知识。干吗总想听什么灰姑娘、睡美人之类的故事呀？”其他种类的图书最好是等孩子喜欢上读书以后再作考虑。

第四，给孩子提供选择图书的机会，这样才能提高孩子对书籍的兴趣。定期带孩子去书店挑选图书不失为一个好方法。也可以去大型书店，或者去附近的小书店。最好是在去书店之前跟孩子商量好买几本书。这样既能培养出良好的消费习惯，同时也能让孩子养成爱读书的习惯。

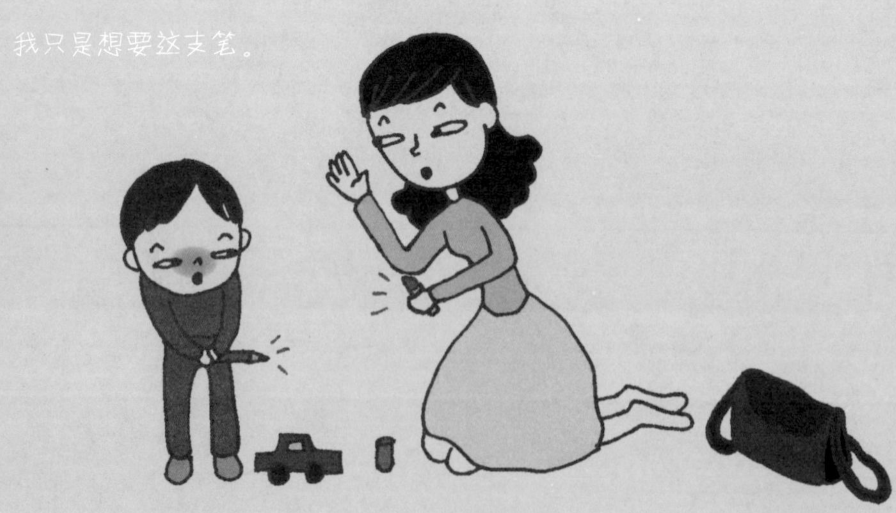
我只是想要这支笔。

第 9 章

控制欲望是第一步
——道德的培养

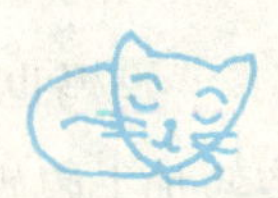

孩子从妈妈待人接物的态度和行为中能够学到不能随便拿别人东西的道理。另外，教孩子“别人的”概念之前应先给孩子确立“我的”概念。打开孩子的抽屉之前要先跟孩子打招呼，得到孩子的同意后再打开。孩子的信件也不能随便拆看，一定要先跟孩子说明，即使那些信件只是学习班发来的广告。

爸爸妈妈的表率很重要

我的二女儿 4 岁半的时候，有一天她和姐姐、保姆一起去洗澡。忽然孩子气喘吁吁地跑回来了，“妈妈，不得了了，我弄碎了小卖店的暖瓶。保姆奶奶让我赶紧回来。妈妈，我好害怕。”

跟着进来的保姆说，二女儿踢倒了小卖店装冰激凌的暖瓶，可是小卖店的老板没看见，不会有事的。

我对孩子说：“妈妈带你一起去小卖店看看。如果暖瓶真的碎了，我们就道歉，然后赔给他们新的暖瓶。做人应该有勇气承认自己的错误。”旁边的保姆却劝阻我说：“还是算了吧，那个暖瓶怎么也得赔 5 000 韩元呢。”那时候 5 000 韩元可不是一个小数目。

“妈妈，我把压岁钱全都存进银行里了。是不是真的要赔很多钱啊？”

“妈妈也说不准，先去看看吧。如果真需要赔很多钱，可以把你的压岁钱加上妈妈的钱一起赔给他们。”

二女儿紧张得不行，一会儿说不去了，一会儿又说她只能待在我旁边。

最后我们拿着 1 万元出门了，快到那个小卖店的时候，大女儿和二女儿都落在后面了，她们是想悄悄地溜掉。我安慰她们说：“没关系的，有妈妈在呢。”孩子看见我不害怕也就都跟上来了。

“大嫂，刚才我家的孩子把这儿的暖瓶给踢倒了，她因为害怕就跑回家了。真对不起。”老板娘说，“暖瓶虽然被踢倒了，但没碎，没关系的。”二女儿这才从我身后探出头来说了声“对不起”。那天我们轻松愉快地买了冰激凌回家。

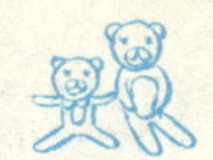

在养育孩子的过程中我们经常碰到类似的事情。有时候真不知道该怎么办才好。特别是当钱的数目比较大时，父母会更加犹豫不决，有时候干脆当它没发生过，但别忘了孩子的道德观念是在这个过程中培养起来的。在美国时，我曾经拜访过一个靠在学校打扫卫生谋生的人家。可能是因为家里穷，他家的男主人偷拿学校的纸杯回家用，而他家里3岁的儿子却以此为荣，还跟我说："这是我爸爸从学校拿回来的。"

在日常生活中孩子可以通过父母的言行举止学习道德观念，所以父母想培养孩子什么样的价值观一定要先考虑好，然后在日常生活里表现出来。即使父母没有刻意地表现，孩子也能在生活中看出他们的价值观。从儿童发育特征上看，孩子的自我中心性和物质中心性都很强，如果父母稍不注意，就会出现像上面的孩子那样认为把别人的东西拿回家是件好事的情况。

有些学者专门研究了人的道德观念是怎么发育形成的。科尔伯格(Kohlberg)曾提出了如下问题：

有位妈妈从市场买了杯子，回来对孩子说，在妈妈收拾这些杯子之前，你先别进厨房。但这个孩子却趁妈妈不在的时候把其中的一个杯子打碎了。另一个情形是妈妈从市场上买回来10个杯子，事先没跟孩子说清楚，就把杯子放在厨房门后面。孩子因为不知道厨房门后面有杯子，一打开门，把10个杯子全给打碎了。你认为哪个孩子犯的错误更大呢？"

调查结果表明，年龄小的孩子认为打碎10个杯子是犯了更大的错误。但小学三年级以上的很多孩子认为没听妈妈的话，进厨房里打碎一个杯子才是大错误。

我也曾经对韩国的小朋友提出过同样的问题，结果不管是学龄前的还是上小学的孩子，大部分都说打碎10个杯子犯的错误更大。我问他们为什么这样回答，结果孩子回答说："打碎的杯子太多了，妈妈会骂的。"跟美国孩子相比，韩国的孩子更重视物质。这是因为大人在日常生活中更重视物质，而忽视了道德和良知教育的缘故。

别人的东西不能拿

有一位母亲因为上小学一年级的儿子有盗窃癖而特别担心。她自己从来没给过他钱，孩子却总是能买这买那的。她逼问过儿子，钱是哪来的，孩子的回答含糊不清，说是一个不认识的叔叔给的。最终这位母亲问出钱是孩子从她包里拿的。

孩子在得不到父母的关心或无法跟父母沟通时就会特别想要钱。也有可能是因为零花钱太多了而乱花钱，因为他们根本不懂得钱的价值。但究其根本还是孩子对“别人的东西”这个概念的理解太浅薄，缺少自我调控欲望的能力。还有可能是认为自己花爸爸妈妈的钱是理所当然的，久而久之就养成了偷钱的坏习惯。

有一次，一位母亲来找我咨询，说她家 3 岁的女儿特别喜欢钱，有时候会从她钱包里拿出所有的硬币摆成圆圈，自己坐进去玩。有一天她们家来了几位客人，她忙着招待客人的时候，孩子打开客人们的皮包拿出钱并混在了一起。虽然是这样，但孩子好像并没有形成钱的概念。过年的时候别人给她的压岁钱，不管是 1 000 元还是 2 000 元（韩元），她都一股脑地给了妈妈。

在与这位母亲谈话的过程中我明白问题出在哪儿了。原来，她家里人平常就习惯把钱随便乱放。按理说，钱应该放到孩子手不能及的地方，但她觉得这样做太麻烦，而且更严重的是她没好好培养过孩子的道德观念。

她家小区里的几位年轻妈妈是好朋友，喜欢聚在一起喝咖啡和聊天。但每次都因为孩子太闹，连话也说不了几句。有一天，妈妈又聚在一起时，她们的 4 个孩子从钱包里拿出钱来玩，玩得特别开心，也不黏糊妈妈了。当时，她们觉得这样挺好，大家都没太在意，就随孩子去玩了。后来这位母亲觉得孩子总是拿着钱玩不是什么好事，就开始反对孩子拿钱，这样一来孩子就哭闹不停。我觉得孩子拿钱玩很可能会形成盗窃癖，就劝这个妈妈赶紧帮孩子把这个坏习惯改掉。

如果不想让孩子养成盗窃癖，就应该让孩子从小明白“我的”

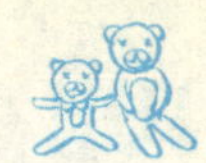

和“别人的”之间的区别。孩子小时候对“别人的”概念没有认识，所以一见到喜欢的就想要，到亲戚朋友家中玩也会顺手牵羊拿些玩具之类的东西回来。父母可能会觉得孩子什么都不懂，就没当回事，拿就拿吧，送回去还挺麻烦。但这种想法最终会害了孩子，孩子会误以为只要自己想要，什么都可以拿。一旦这种想法根深蒂固，就很难再改过来。即使人家愿意给，也要对孩子说：“你还想玩的话，等下次再来玩吧。”如果孩子还是不听话，就直接抱他离开。如果实在拗不过孩子把东西借回来了，那么，即便东西再不值钱，最后也要还给人家，而且一定要带着孩子一起去还。

只是想要这支笔。
你看这口红，虽然是很小的东西，但对妈妈来说很重要。同样，这笔对你的朋友来说也是很重要的！

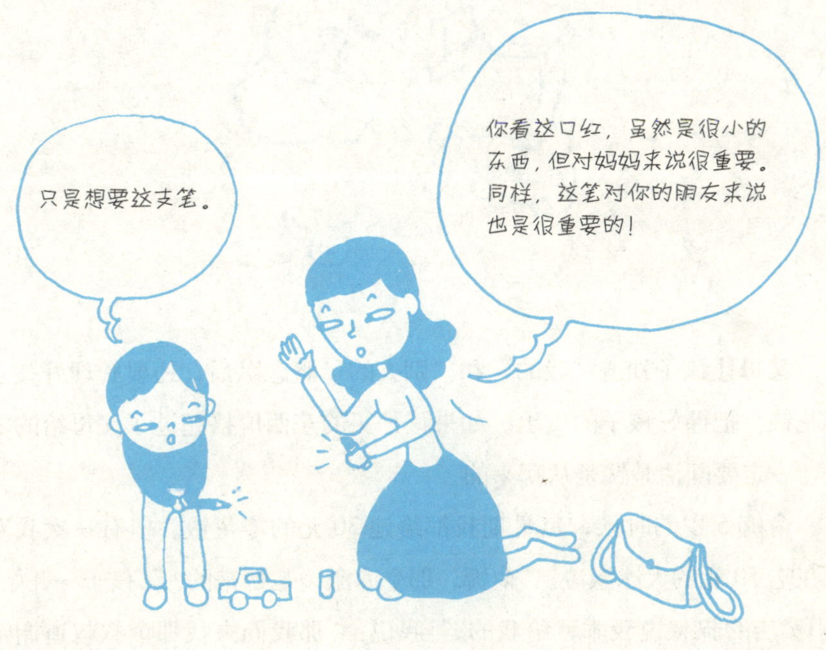

我的外甥女素英 5 岁时，有一次到我家来玩的时候拿走了一块积木。恰巧那天素英家附近的一家工厂失窃了，大家纷纷议论小偷的可恶行径。这时素英问妈妈：“什么是小偷？”妈妈告诉她说：“偷偷拿走别人东西的人就是小偷。”素英吓得脸一下子白了，她问：“那我也是小偷了？”结果素英和妈妈一起到我家把东西还了才放心。

孩子有时不能判断什么是“别人的”，什么是“我的”。但只要爸爸妈妈的态度明确，孩子慢慢就会理解不能随便拿别人东西的道理。另外，**教孩子“别人的”概念之前应先给孩子确立“我的”概念。**打开孩子的抽屉之前要先跟孩子打招呼，得到孩子的同意才能打开。同样，孩子的信件也不能随便拆开看，一定要先征得孩子同意，即使那些信件只是学习班发来的广告。

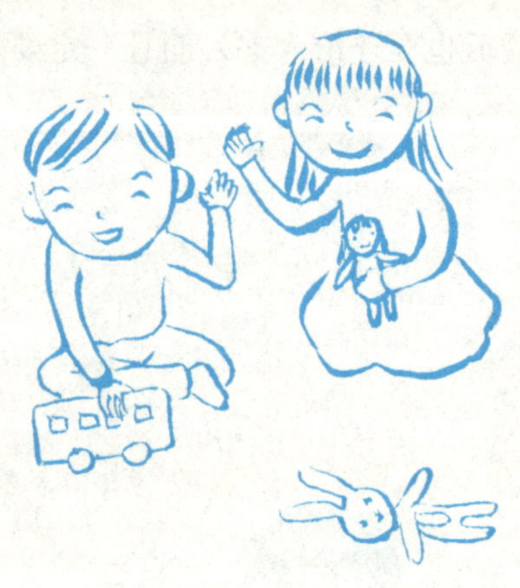

父母让孩子知道“我的”和“别人的”概念以后，还要管理好孩子的零花钱，把握好孩子的支出。如果孩子买的东西价格超过了父母给的零用钱，一定要问清楚钱是从哪来的。

俞娜 5 岁的时候，每星期我都给她 30 元的零花钱。但有一次我发现她在吃 50 元的大冰激凌。“俞娜，那个冰激凌是哪来的？”孩子一开始说：“小卖店的叔叔说我乖，给我的。”我说：“那我们去找那个叔叔道谢吧。”俞娜急了，忙改口说是奶奶给的。“是吗？那就跟奶奶说谢谢吧。”俞娜一看我去厨房找保姆奶奶，急忙说出了实话。“是我从妈妈包里拿钱出来买的。”我对孩子说，包是妈妈的，不能随便翻，要是真想吃可以跟爸爸妈妈讲。从那以后俞娜再也没有从我的钱包里偷偷拿钱出来了。

在那些做生意的家庭里，父母经常当着孩子的面处理钱，孩子可能更容易受到金钱的诱惑。这种家庭更应该好好管理钱财，防止孩子形成盗窃

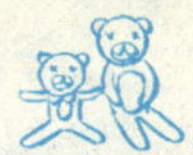

癖。有的妈妈为了试探孩子会不会偷钱，故意把钱放在显眼的地方，其实这不是什么好做法。

卢梭 (Rousseau) 在他的著作《埃米尔》中写到：家庭教育中最重要的是教孩子减少欲望。欲望越大就越难满足，只会引起挫折感和不满。孩子也要学会根据自己的条件控制欲望。如果从小就无条件地满足孩子的所有要求，只要孩子一哭，原先说“不行”的也都变成“行”的话，孩子就有可能从此失去学习控制欲望的机会。

孩子的消费态度源于父母

我年轻的时候曾在美国的一个犹太人埃伦 (Ellen) 家里待过几个月。埃伦有两个儿子和一个女儿，他们家每星期给孩子 1 次零花钱。给小学三年级的鲍勃 (Bob)75 美分，给一年级的戴维 (David)50 美分，给上幼儿园的迪比 (Deby)25 美分。而且在家里孩子各自都被分派了家务。男孩子轮流倒垃圾，女孩迪比负责在吃饭时摆碗筷。如果本周没完成任务，就在零花钱里扣除。他们兄妹用零花钱买各自需要的东西。如果不需要花钱，还可以请妈妈帮他们把钱存起来。看着他们小小年纪就能自己计划消费，节约用钱的同时还能存钱，而且在爸爸妈妈的生日时可以用自己的钱买礼物，还能给纽约的奶奶送礼物，我十分羡慕。

从来没见过这些事情的我感到十分惊讶。一个上幼儿园的孩子怎么能如此诚实地管理钱财呢，而且从不把钱看做目的，只是作为手段使用?

我认为，定期给孩子零花钱，让孩子自己管理，这比偶尔给钱要好得多。这样一来，孩子就有机会尝试管理财物了。有时候在父母看来毫无用处的纸玩具、文具等对孩子来说是相当重要的。如果父母认为自己已经给孩子准备了所有的东西，孩子不会有什么需求，那就大错特错了。要是不给孩子花钱的机会，他的心里可能会积累起羡慕感和欠缺感。曾经有一个富裕的家庭从不给孩子零花钱，他所需要的文具、零食家长都给他买名牌的，但有一次老师却发现，他想捡垃圾桶里人家吃剩的便宜冰激凌吃。这件事说明，孩子有了自己的零花钱后，在计划怎么花钱的过程中会感到兴奋，而且还可以在自己花钱的过程中得到满足。

给零花钱是很重要的，但更重要的是事后的管理。父母不要质问孩子："把钱都花到哪儿去了？"而应该关注的是孩子怎么用钱，并帮助孩子节约用钱。为管理钱的事情和孩子聊天，可以了解孩子的兴趣、朋友关系、想法等。比如，孩子现在是讲究吃呢，还是喜欢交朋友，或是关心装饰品之类的东西呢？

要培养孩子正确的消费观念，最重要的是父母自己要养成对待金钱的正确态度。父母生活非常奢华却要求孩子简朴是不可能的，这样只会让孩子对父母更加不信任，更不用说能养成正确的消费观念了。

竞争与合作

现代社会是竞争的社会。想上幼儿园都要抽签，上小学以后还要竞争，上大学就更不用说了。如果经济形势不好，孩子长大后还要参与就业竞争。接受教育是每个人应有的权利，但参加过于激烈的竞争，孩子的童年就会在无形中蒙上一层阴影。

还在上幼儿园时父母就开始让孩子相互竞争，跟邻居家的孩子比画画、比唱歌、比学习。上小学了，父母还会要求孩子当班长，成绩要拿第一名。有一天，幼儿园里富人家的孩子和穷人家的孩子在聊天，富人家的孩子说："你们家里穷，多好啊！"穷人家的孩子说："你们家有钱，什么都有，多好啊！"富人家的孩子说："家里穷，你就不用上美术班、音乐班、跆拳道班，就可以随便玩了。这不是很好吗？"

研究儿童心理发育的李善忍教授和一位美国教授在韩国首尔、大丘、安东等地调查过孩子的合作精神。他们为此研制了一个非常巧妙的实验用具。箱子里面装满了珠子，如果两边轮流拽绳子的话，就能打开门让里面的珠子滚出来。但如果两边的孩子一起拽绳子，门反而会被关上。安东的孩子试了一下，他们知道了只有两个人合作才能取出珠子的道理。但生活在大城市里的孩子却很难合作，他们往往各自拽绳子，从不考虑对方。这是因为他们从小就形成了过强的竞争意识。孩子不应该从小养成不择手段的竞争心理，而应该学会在平等的基础上互相合作。

如果一个人总是不择手段地取胜于别人，那么他很可能会一直沉浸在不安中无法自拔，总是得不到满足。**只有在自己的能力范围以内全力以赴才会拥有满足感和成就感。**正如上面的实验，孩子都很努力地拽绳子，可心里始终不踏实，而且也都没得到珠子。只学过竞争没学过怎样合作的孩子、只知道成功不知道失败的孩子，他们的人生会幸福吗？

请反思一下自己吧：你是从小到大回回考试都拿 100 分吗？你一直是班长吗？你一直比别的孩子更优秀吗？相信比子女年长 20 多年的父母想一想这些问题，马上就能明白其中的道理。再成功的父母也不可能一帆风

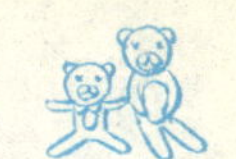

顺，从来没有过失败。但是失败了只要不失望，并且更加努力，一样可以获得比较好的结果。

如果一个人总想跟别人比，总想竞争，反而会适得其反。竞争应该是有条件的。如果说，我的能力是60分，就不要总想与能力100分的人竞争。在你的能力范围内最大限度地开发自我才是好办法。以前我得10分左右，现在要努力达到30分，以后我要努力达到60分，这才是比较合理的竞争。如果一个人拥有100分的能力却只开发了40分，而另一个人的能力限度是60分，开发了50分，那么谁会在竞争中取胜呢？问题就在于看谁能实现真正的自我。

每个人的能力和天赋都不一样。但在激烈的竞争中很多人不认可这样的"不一样"，只想达到"一样"。社会上普遍认为只有成绩好的人才能考上政法大学、医科大学，也只有这样的人才是优秀的、人品好的。但是，如果商店里只卖大碗，不卖小碗，你说会出现什么样的状况呢？这世界会变得多么无趣、多么死板呀。我觉得人和碗一样，有大小的不同，用处也不一样。如果只按照同一个标准来培养每一个孩子，那么没有学习天赋的孩子就太不幸了。**让孩子做力所能及的事情，他们才会觉得幸福快乐。**而且只有这样，孩子才能自己计划自己的人生，才能更好地成长。

以创建"夏山"自由学校而出名的尼尔曾经强调说："宁愿培养幸福的扫街人，也不要培养抑郁的学者。"如果总想比别人优秀，孩子就可能会强迫自己在学校里的所有领域里都优秀，结果反而不知道该往哪个方向发展。所以要帮助孩子从小设定好自己的奋斗目标，培养他们良性的竞争和生活态度。孩子考试结束后，做父母的不应该问"在你们班里比你强的还有几个人"，而应该说："这次成绩比上次好，这都是你努力的结果。"父母对孩子努力结果的肯定有助于提高孩子的自信心，激励他们取得更大的进步。

也许有人会说，现实社会就是这样，只能跟他人竞争。再说这不都是为了孩子着想吗？要不然谁愿意这样……但你还是需要好好考虑一下，你的期望值是不是太高，对孩子的要求是不是太过完美？

请不失时机地允许孩子失败吧。父母的作用就是帮孩子战胜失败。而且我们还要告诉孩子，不要利用别人的失败来实现自己的成功。告诉孩子，当朋友失败的时候，我们应该帮助他克服困难。

最近，美国的幼儿教育专家在关于合作精神的研究中比较了东方人和西方人的异同。在以幼儿园孩子为对象的实验中，东方的孩子能自然而然地互相帮助，而西方人更注重个人，而不是集体合作。这是由东西方的文化差异引起的。美国学者认为孩子应该学习“合作性个人主义”(Cooperative Individualism)。

东方的优良传统应该从家庭开始发扬光大。虽然我们生活在现代社会里，但首先需要建立互相帮助的“合作性个人主义”的应该是家长自己。

最大限度地发挥自己的天赋，同时要克服“事事都要比别人强”的竞争心理。想象一下，如果世界上所有的花木都长得一模一样，那该多么无聊啊。应该把每个孩子都培养成不一样的人。如果每个孩子都只以优异的学习成绩为竞争目标，那么体育、绘画、舞蹈、发明创造等事业怎么开展呢？这些都由谁来做呢？由此看来，父母应该根据孩子的特点用不同的方式培养不同的人才。根据我36年来养育孩子的经验来看，真正做到并不简单，但根据这个原则给孩子自主性和选择权，结果是非常美好的。

教孩子解决吵架问题

看见有些夫妻或兄弟姐妹之间吵得一团糟，真希望世上没有纠纷。但这是不可能的。有时打架后会感到心情特别舒畅。也许打架是一种必要的“恶”？

吵架有很多种，有大打出手的、乱扔东西的、大骂不停的、互相发泄心里怨气的……夫妻打架会给子女带来什么样的影响呢？

如果父母三天两头吵架，那会让孩子觉得不安。孩子在外边也会想：“家里会不会乱套了？”这样一来，他们渐渐地就不愿意回家了。如果兄弟姐妹之间的关系也不好，孩子就更是无处倾诉不安的心情了。

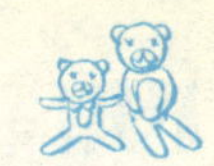

有人会想，那么就选择在孩子不在家的晚上吵吧。我的美国朋友凯伦说，她从来都没见过爸爸妈妈吵架，所以一直认为夫妻之间是不会吵架的。但结婚后发现事实并非如此。她的丈夫皮特是个坏脾气的人，只要生气了，不分场合，都会大发脾气，要跟她打架。凯伦一开始不知所措，不过后来她也学会了吵架的方法。所以说，孩子小时候应该看到父母吵架的样子，因为他们可以从中学会解决的办法。

在美国生活了 7 年后，刚回国的我一开始简直无法忍受丈夫的早出晚归。我是结婚后的第 3 天到美国留学的，所以对美国的生活更加熟悉。在美国，早上上班或上学之前只喝一杯咖啡，再吃点烤面包片就可以了，晚餐则一定要按时吃。但在韩国，妻子一定要做好了饭菜后等丈夫回家吃饭。传统上韩国是男主外、女主内，因此很多丈夫根本不管家务活儿和养育孩子的事情，夫妻之间难免闹矛盾。

在孩子还小的时候，每次过节前丈夫都会整夜在外面跟朋友们待在一起。而每次他晚归我都会跟他吵闹。可能是经常听到我们在大清早吵架的声音吧，一天晚上 5 岁的大女儿用十分放心的表情说："我看到妈妈和爸爸吵架了，挺害怕的，不过后来他俩又和好了。"有些孩子看见父母吵架就害怕他们离婚，所以夫妻之间斗气不要超过一天，一定要及时和解。夫妻吵架不是决斗，而是交换意见，应该让孩子知道这一点。

如果夫妻经常吵架，相互之间也不进行沟通，就有可能在家庭中形成紧张的气氛。特别是受教育程度较高的夫妻产生这样种局面后问题会更棘手。有时候夫妻双方都通过孩子来传递信息："你去叫爸爸吃饭吧""钱？什么钱？你跟爸爸要""你去问妈妈爸爸的袜子放在哪吧"等。

那么在爸爸和妈妈之间两边跑的孩子会是什么心情呢？**如果你尊重孩子，就不要拿孩子来做挡箭牌。**一个人生气、跟别人冲突时总想借助旁人的力量来解决问题，或者把所有的错误都归结到对方身上，这样做会影响到孩子，让孩子不能形成与人沟通、相互理解的习惯。

生活中并不只是一帆风顺和意见一致，有时难免会受到挫折，会闹矛盾。孩子应该从小就一点一滴地学会解决这些问题的方法，培养包容能力。

有时候夫妻之间吵架也会成为教育孩子的好机会，能够让孩子明白如何解决问题。夫妻之间也有可能会产生意见分歧，而这些分歧是可以通过对话来解决的。

兄弟间的矛盾

过去小孩子之间打架经常升级为大人之间的矛盾，因为一旦孩子打架，父母都会偏袒自家的孩子。当然，现在这种父母少了，也许大家都觉得孩子的事情由他们自己解决最好。但父母直到现在还是很难客观地处理好自家几个孩子之间的争吵。

几个孩子的母亲一天到晚会听到孩子太多的争论和不满，听得头都大了。“孩子经常打架，有没有办法让他们不打架？”我经常会听到这样的抱怨。那么，到底有没有让兄弟姐妹之间不打架的方法呢？很不幸的是，没有。**没有任何兄弟姐妹是不打架的，也没有孩子像菩萨那样超脱豁达的，而且也不应该有这样的孩子。**

弗洛伊德学派的心理学家认为，这是因为孩子觉得应该由自己独享的爱被哥哥或弟弟夺走了，他们甚至会在潜意识中把哥哥或弟弟假想成“敌人”。虽然这只是一种猜想，但确实是存在兄弟姐妹之间打架得特别厉害的情况。

我的大女儿 5 岁、二女儿 3 岁的时候，有一次我想外出，两个孩子为了争着让我抱打起来，我赶紧伸开双手一手一个把她们揽进怀里，说：“你们俩我都爱。”结果她俩不再打架，又开始在一起玩了。当晚，我们 3 个一起玩了互换角色的游戏，我当大女儿，大女儿当小女儿，然后小女儿当妈妈。我学着大女儿的神态说：“妈妈，看我，别看她，就看我。”大女儿则学着小女儿的样子生起气来。当妈妈的小女儿躺在我俩中间，看我们闹别扭赶紧起来在我和大女儿的额头上各亲了一下，说：“我是你的妈妈，也是你的妈妈。”

在美国的时候，我住的小区里有两户这样的人家：一家只有两兄弟，

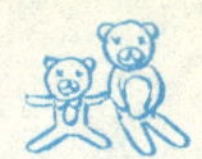

却天天打架；另一家有 5 个兄弟，但打架的次数反而比两兄弟的那一家少得多。我问那 5 个孩子的妈妈有什么秘诀。“一天对一个孩子表示我爱他、关心他，他们就不会打架了。”如果孩子确信父母爱他、关心他，那么孩子就不会为了争夺父母的爱而打架了。

许多妈妈之所以无法控制孩子打架的次数是因为她们采取的措施不对。孩子天天打架，妈妈觉得烦恼，就说：“看你们只知道打架，真是烦死人了。”而兄弟俩相处得好的时候却不去表扬。那么孩子会为了引起父母的关注而更喜欢打架。看见孩子相处得好时父母应该表示出关心：“看你们相处得这么好，我真高兴！”“你们还需要什么吗？”这样一来，孩子打架的频率肯定会有所减少。

有时候父母也会参与孩子的争斗，如果只袒护一方，那么问题反而会闹大。如果父母在根本不明缘故的情况下介入，孩子以后就会为了得到父母的支持而争相告状。

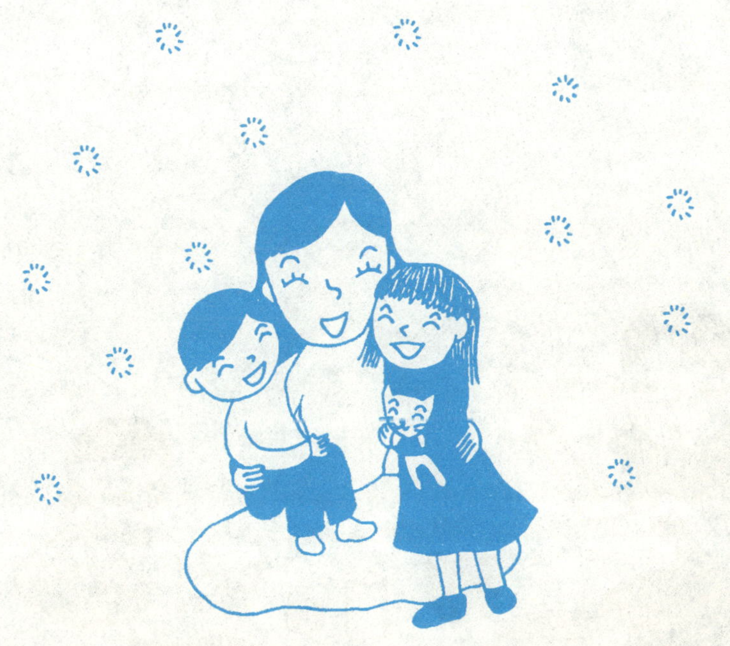

应该满足孩子想得到父母的关心和爱的愿望

你能不能帮妈妈找合适的盖子盖上去呀。

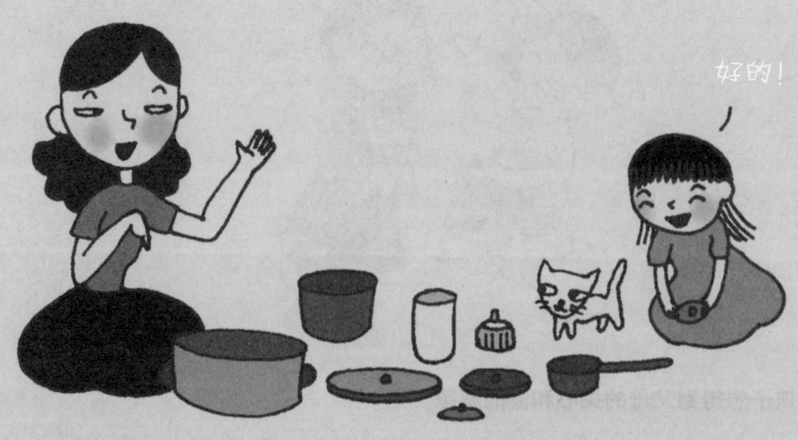

第 10 章

让孩子在生活中学习

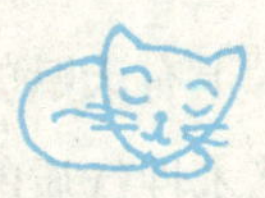

我们可以在生活中教会孩子很多东西，他们也会学得很轻松。学习并不一定要坐在书桌前进行。在生活中学习，并在生活中应用才能真正学到东西。即使是给零花钱也要跟孩子说："这里有500元，是100元面额的，1个、2个、3个、4个、5个……"那么这样一来，孩子就会知道5个100元就是500元了。

让孩子学会用左右脑

近年来，分等级的智力测试方法受到了广泛的批评。其中一个原因是制定它的人属于中产阶层，所以这种智力测试的内容包含了很多中产阶层的文化特征，却没能包括其他社会阶层的文化特征。而赫德森 (Hudson) 博士却以别的理由说明了这种智力测试方法的不恰当性。

赫德森博士集中调查研究了 600 名 15 ～ 17 岁的聪明的英国学生。他认为传统的智力测试方法无法确定他们聪明与否。这些学生们都可以分成两类：一类是具有客观的、单方面的气质；而另一类的学生则具有多样性的气质。前者对机械、制造类学科比较感兴趣，在科学方面具有很强的创造力；而后者虽然没有数学或科学方面的天赋，但艺术素养却很高。具有科学性和客观性气质的学生在传统智力测试中能取得较高的分数，而在艺术上有天赋的学生在这种测试中却得不到好成绩。但不能据此就，说具有艺术性气质的学生不如具有科学性气质的学生聪明。

赫德森博士这种主张的理论基础是脑生理学家们的理论。1950 年，迈尔斯 (Myers) 以猫来做实验，得出了猫的大脑大致分为两个区的实验结果。后来学者们又很谨慎地以人为对象做了相应的实验。20 世纪 70 年代的学者们终于搞清楚了人的大脑可分为左脑和右脑两部分。左脑在语言和象征性思维等方面占有优势，而右脑则在视觉性、空间性思维以及全局性思维能力上比较强。

事实上，20 世纪 60 年代的人们认为右脑的功能并不重要，只要左脑的功能好就可以。所以家长比较重视背诵和抽象性、逻辑性较强的东西，

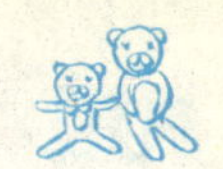

而对主管多样性思维和艺术性思维的右脑功能则不以为然。但自21世纪以来，脑生理学家们又认为人的左右脑均衡发育才好。如果只片面地强调左脑功能而忽视右脑功能，最后只会导致连左脑的功能也发挥不出来的结果。

但韩国现行的情商教育不适合培育右脑功能。比如，在美术课上，应该让孩子自己随意利用各种颜色，但很多时候孩子都是按老师教的固定模式来画画，所以孩子经常问老师“该画什么呀”“下一次画什么呢”，却从来都不想自己动脑子画画。也就是说，这些孩子缺乏创新思维。孩子虽然能做好父母或老师布置的作业，但想都不敢想自己可以做点什么。我认为只有在大部分父母了解了幼儿发育特征和儿童美术理论以后，这种情况才可能有所改观。

孩子的年龄越小就越有可能充分发挥出创造性。应该让孩子多利用画画的方式表达自己的想法和感受。此外，应该让他们充分发挥想象力，不要让孩子成为一个只会回答大人提问的机器。为孩子提供更多让他们自主做事、自己动脑，以及展开想象力的机会。这些机会首先应该是由家庭来提供的。

改善智力环境

一说到孩子智力好，很多人马上就会联想到学习成绩好、背诵课文流利、记忆力强等。上小学以后背诵课文固然重要，但最终只有那些有创新思维的人才懂得收集信息和分析信息，从而做出适时的判断。

根据皮亚杰的理论，智力是指孩子适应环境、顺利生存的能力。即使记忆力再好，却不能应用于解决问题的过程，那也不能说智力好。现在社会上流行一句话：学校里的优等生是社会上的差生。这就说明记忆力好、得分高，不能等同于智力好。高分低能的现象足以为社会和家庭敲响警钟。

专家们认为，孩子的智力与遗传有关，但也可以后天开发。这里所说的智力开发并不是说完全改变遗传因素，而是指最大限度地开发孩子的天赋。

有的孩子因为后天的环境不好，所以无法充分发挥先天的能力，但也有孩子会因为所处的环境好，就被家长寄托了过高的期望。环境可以促进孩子的智力开发，也可以妨碍智力的发育。如果孩子所处的环境好，加上他的情商高、适应能力强，那么他的智力发育将能达到最高水平。相反，即使环境好，但孩子的情商和适应能力很差，那么智力发育也可能变得迟缓。

最差的情况是环境不适合孩子，同时孩子的适应能力也不强，那么这时候孩子的智力发育也只能达到低水平。所谓好的环境不是指有很多玩具和很多好家具的地方，而是指父母和子女之间的关系融洽，父母的教育态度和教育方法正确。

哈佛大学的怀特博士认为，孩子的智力从出生10个月后就开始出现个体之间的差异。他连续20年观察了父母和孩子之间的关系，得出的结论是：父母的养育态度对孩子的智力发育有重要影响。如果想把孩子培养成幸福而有智慧的人，就要参考怀特博士提出的以下几种养育方式。

给孩子提供便于活动、开放的环境

学龄前的孩子对周围环境的好奇心很强。如果这个时候给孩子提供自由探索的机会，孩子的好奇心将会受到良好的刺激，那么，智力开发也就可以向更高层次发展，而且孩子还会更加信赖为他提供这种机会的人，由此他们之间的关系也会更融洽。

在过分整洁干净的环境中成长的孩子是不幸的。因为，在这样的家里，房子不是为孩子准备的，孩子只是房子里的陪衬而已。如果家里有6周岁以下的孩子，其房子应该具备实验室或画室的功能。

有一个5周岁的孩子在幼儿园里总是不能安静地听老师说话，而且玩的时候也无法集中精神，只喜欢到处乱逛。幼儿园老师为了跟孩子的母亲商量教育方法就去做了家访。

一打开门，就看到这个孩子的家里摆满了兰花，连挪脚的地方都没有。

老师说：“这些兰花真漂亮。您喜欢种兰花？但是孩子在哪儿玩呢？”

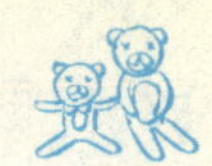

妈妈回答说："我已经对那个孩子不抱希望了，他在家里把所有东西都弄得乱糟糟的。"按理说，一个喜爱花的人更应该喜欢孩子，但这位妈妈没理解男孩子特别好动的发育特征。我认为孩子到了一定年龄，妈妈要学会放手。

给孩子提供的玩具和用品要多种多样，并且一定要充足

所谓玩具并不只是指商品化的东西。家里使用的任何生活用品，如有盖子的塑料瓶、厨房里的洗涤剂瓶、装有趣东西的箱子、装有各种器具的橱柜都是很好的玩具。特别是出生 7 ~ 18 个月的孩子对小东西最感兴趣。这个时期的宝宝特别喜欢推开和滚动各种东西，借此观察它们会发生什么样的变化。孩子周围的所有东西和在孩子周围发生的所有事件都可以成为孩子的学习教材。父母应该创造条件让孩子能更容易、更安全地接近这些物品或关注周围发生的事情。

孩子对父母买来的玩具一般玩不了多长时间就会感到厌烦，所以孩子的玩具应该多种多样。但这并不是说要不停地给孩子买玩具，可以跟邻居家的孩子交换着玩，也可以租借玩具。

即使是有很多各式各样的玩具，有时候孩子也根本提不起玩的兴趣。这时候大人应该陪孩子一起玩。比如说，妈妈来当客人，让孩子给客人做饭；也可以喝咖啡，让孩子模拟煮咖啡；还可以跟孩子一起利用废弃的东西制作美术作品。当孩子玩得很开心时大人就可以悄悄地退出游戏，让他自己玩。父母应该尽可能多地陪伴孩子。

父母最好谨记以下内容：陪伴孩子不是指干涉孩子的每件事情，而是指孩子在玩的过程中需要父母帮助，或想得到父母肯定的时候，你应该适时出现，尽量回应孩子的要求。

鼓励孩子的好奇心，替孩子说出他因为词汇量少而不能表达出来的意思，鼓励或帮助孩子跟别人交往。也就是说当孩子问"妈妈，这个叫什么颜色"时，妈妈能在旁边告诉他"这是红色"；当孩子问"妈妈，这是什么"时，妈妈能告诉他"这是蚯蚓"。这样孩子的身体和心灵才能茁壮成长。

但是工薪族的妈妈很难实现上面这一条养育原则。可孩子并不会因为妈妈上班就不需要妈妈了。孩子根本不能理解妈妈也需要实现自我的空间，更不能理解因为经济上的原因妈妈也要上班的道理，而且孩子也不想去理解。婴幼儿时期的孩子只希望爸爸妈妈都在家里，呆在自己身边，能随时帮助自己。

当然了，如果爸爸妈妈都呆在家里，家庭生活就无法维持下去了。家里有婴幼儿的父母只要能理解孩子的这种心情，并尽可能多地抽出时间陪孩子就可以了。刚回到家孩子马上就会贴上来，有的妈妈会不耐烦地说："妈妈刚回来，累死了，别这样，到那边去玩吧，要不然妈妈以后就不想回家了。"好妈妈这时应该温柔地抱着孩子说："想妈妈了吧。妈妈在公司里也想你了。"那么孩子就会更爱妈妈了。

及时回应孩子

孩子对某件事情感兴趣的时候应该及时回应他，这是很重要的。因为孩子的好奇心时时都可能改变，而且他们缺乏准确的表达能力，也很难把疑问保持很长时间。所以教育孩子时应该在平时多观察孩子，一旦有问题就马上想办法解决，即应用"现在，从这儿开始（Here and Now）"的原则。

如果父母当时就能回应孩子的提问，那么他的好奇心和想象力将会变得更加丰富。如果孩子犯了错误，妈妈只是一味地说："等爸爸回来了，看他怎么收拾你。"这其实就等于回避家庭教育的责任。如果妈妈遵守"现在，从这儿开始"的原则，及时告诉孩子他错在哪儿了，怎么伤妈妈的心了，对他人有了什么样的影响，那么孩子就能及时改正错误，而且以后不会再犯同样的错误。孩子的所有能力在父母遵守"现在，从这儿开始"的原则下提高得最快。

很多双职工家庭的孩子表达能力比较差，原因是爸爸妈妈平时无法细心观察孩子的每一个举动，并且没有机会认真倾听孩子说的话，孩子也没

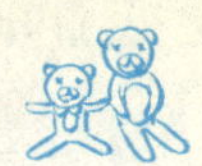

有机会把所经历的事情讲给爸爸妈妈听。父母即使明白孩子想说什么也要装做不知道，等孩子自己说出来时，再帮助他使用最恰当的词汇。这样，孩子的表达能力才会提高。

使用鼓励与肯定的语言

不管多大年龄的人都喜欢听鼓励和肯定的话语，孩子更喜欢真心实意的肯定。而且不一定非要用语言来表达，有时候点一点头，用肯定的眼光表示鼓励，微笑着看着孩子就足够了。相对来说，韩国父母对孩子的鼓励和表扬是比较吝啬的，可能是因为父母对孩子的期望值过高，无法找出可表扬的地方吧。

但也不要随意表扬孩子。如果孩子没付出努力，父母却随意地表扬，那么等以后遇到困难了，他根本不会去想办法解决问题，却只想得到表扬。因此，在鼓励和支持孩子的同时，培养孩子克服困难、竭尽全力的心理状态同样重要。对孩子的表扬和肯定一定不要过分夸张，只表扬孩子付出的努力就足够了。

如果孩子有错，父母应该严厉地纠正

鼓励、肯定孩子并不等于认可孩子的过分行为。应该让孩子明白“什么是可以的”和“什么是不可以的”，也不能以父母心情的好坏决定表扬或批评孩子的行为，评价的标准必须具有一致性，而且对孩子的行为所作出的限制和规矩必须符合其年龄特征。如果父母的要求太过分，孩子反而有可能会放弃改正错误。

和孩子聊天时要多利用孩子能理解的词汇，尽量用肯定的语气对待孩子

词汇是孩子学习和思考的基础，孩子的词汇量越多越好。教育孩子时有必要把容易的话说成难的，把难的话说成容易的。如果教孩子他早就知道了的内容，他一般很难集中精力。如果所教的内容难度大于孩子的理解水平，也不能调动孩子学习的积极性。母鸡孵蛋的时候，大约过

21 天后，鸡蛋里的小鸡会开始发出很微弱的声音，到后来会发出很急促的高音，这时候母鸡就会啄蛋壳，可爱的小鸡就孵出来了。但是假如母鸡啄的时机不对，太早了，小鸡可能还没成型；太晚了，它在里面可能因缺少养分而死掉。因此在适当的时候、适当的地方教育孩子才能充分发挥他的潜力。

在没有生命危险和安全问题的前提下鼓励孩子冒险

要注意看护孩子，在保证不发生安全问题的基础上，要让他多体验人生中各种各样的第一次。稍微觉得有危险，就反对孩子冒险，这样会使孩子失去探索周围世界的机会，将来他也就无法迎接新的挑战。

根据德国一位心理学家的研究，越是住在高层楼房的孩子的户外活动时间就越少；越是年纪大的祖父母养育的孩子户外活动时间也就越少；凡事过于小心谨慎的年轻父母有过分约束孩子的倾向。只要不会危及孩子的生命安全，就应该让孩子多经历各种各样的事情。这样才能提高孩子的探索能力和解决问题的能力，孩子的注意力也会相应得到提高。婴幼儿时期根本没有必要教孩子各个科目的内容。而是应该让孩子在成长过程中主动去学习。

以上几个怀特博士所讲的原则是父母养育子女必须注意的事情。这里有一个非常悲惨的例子。在一个保育院里，孩子已经 3 周岁了却只会说两个字，一个是“吃”字，另一个是“去”字。这是因为在孩子还很小的时候，这家保育院里人手不够，保姆们给孩子喂牛奶的时候只说一句“吃”，如果这时候别的孩子凑过来，保姆就会不耐烦地说：“去，去，去。”孩子听得最多的就是这两个字，所以都那么大了还只会说这两个字。

孩子一般都能很快学会经常听到的词汇，所以家长应该在生活中教孩子词汇、说话的态度以及数的概念。如果在生活中没能学会这些，那么孩子上学以后可能会因为基础薄弱，而无法很快地听懂老师所说的内容。

孩子本来就有很强的好奇心，所以经常会问“为什么”“这是什么”。

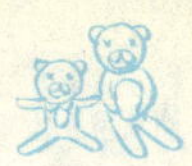

父母一定要抓住这个时机，好好指导孩子。这样一来孩子的知识量和词汇量都能丰富起来，那么他们关于数的概念和阅读能力也能自然而然地得到开发。

“妈妈叫什么？”

“爸爸叫什么？”

在孩子想知道的时候就告诉他正确的答案，这样，即使不教他字母，他也能自然而然地认识很多字。

“妈妈，给我 10 颗黄色的糖。”

这时候不要一下子把 10 颗糖都给他，“一颗，两颗……”边数边给。孩子通过生活中的这种经历就能学会数的概念。

孩子在观察和模仿周围人的时候也可以学到东西。如果孩子不怎么喜欢提出问题，那就需要妈妈好好引导了。“木棍为什么不会沉下去呢？你说奇怪不奇怪？”这样就能引起孩子的好奇心或者还可以在孩子周围贴上很多有趣的图片，小人书也不要总放在一个地方，换着地方放，这样也能引起孩子的好奇心。

卢梭曾说：“母亲是孩子最好的老师。”因为母亲是孩子生活中最亲近的人，同时也是在日常生活中可以最容易、最自然地教导孩子的人。

由此可见，孩子在生活中其实可以学习得很好。

好奇心与提问

我的大女儿一岁半的时候，有一次我们一起到附近超市买吃的。在回家的路上，孩子忽然蹲下来说：“哎呀，真好看。”她用手指挑起来的竟是一条蠕动的蚯蚓。要是结婚以前我早就吓得大叫着跑开了，但一想到要尊重孩子的好奇心，我只能硬生生地忍住了。

我的二女儿快到 2 周岁时，有一次在小区里散步，孩子趴在地上就开始擦人行道上圆形花纹的砖块。保姆说：“别趴着，地上脏。”但孩子根本不理会，说：“不脏，这是圆形。”擦了老半天后才起来。

三女儿也不例外。在她还没满1周岁时，有一天我们吃午饭，饭桌上摆着红红的辣椒酱，俞真想用手指沾着吃，我忙把辣椒酱挪到一边，告诉她："俞真，这是辣的，你不能吃。"就这样，我制止了她3次，觉得这回她肯定死心了。没想到我刚转过身去，俞真就马上用手指沾上去吃了一口。

我只好赶紧给她喝水，问她辣不辣。孩子辣得连眼泪都流了出来，但她就是不哭，好像要对自己的行为负责任似的就是不哭。

像我家的3个孩子一样，这世上所有的孩子都充满了好奇心。因为有好奇心，他们才会把鸡蛋打碎，才会把爸爸的抽屉翻个底朝天，才会用手摸毛毛虫和死鸟。孩子不像大人那样看见狗也要避开，看见老鼠也要尖叫，看见蜘蛛就会起鸡皮疙瘩。他们没有任何偏见，只是充满了纯粹的好奇心。

因为好奇心强，孩子就有很多疑问。"这是什么？""什么叫实验？""什么是空气？""为什么河水是这种颜色呢？""老天在哪呢？""为什么下雪？""天使在哪儿？"等问题不绝于耳。

听一听3周岁孩子的提问，有时候还觉得真有意思。

"妈妈，我是妈妈生的吗？"

"那么，是谁生了妈妈？"

"那么，外婆是谁生的？"

"那么，第一个外婆是谁生的？"

回答孩子的这些问题，最终可能会想到人类的溯源，也可能会联想起各个宗教的理念。

毫无疑问，这些有无数问题的孩子就是将来的爱因斯坦、爱迪生、卢梭或康德(Kant)。即使没能成为名人，他们也可以把自己的生活安排得多姿多彩、充满活力。

曾有人问过美以美教派创始人韦斯利(Wesley)的母亲，把好几个子女都培养得那么优秀的秘诀是什么？这位母亲说，多亏了自己每天都认真回答孩子提出的数10个一模一样的问题。

对于孩子的提问，父母应该简单、直接地回答。即便有时候

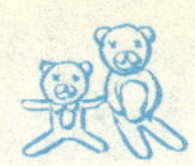

无法恰当地回答，也不要含糊其词，或讲些毫不相干的事情，应该坦率地告诉孩子你自己也不懂，但是你可以和孩子一起查百科全书或相关的参考书籍，让孩子明白可以在书中学习知识的道理。

“谁会知道那些呀”“以后告诉你吧”“上学以后再问老师吧”“你怎么什么都问啊”，诸如此类回避的方式，把责任转给他人的方式，会使孩子的好奇心找不到出路。为什么会开花？为什么会下雪？人为什么穿衣服？孩子的问题其实也是我们大人穷尽一生想要寻求答案的东西。好奇心是学习的根源，有好奇心必然会有问题。好奇心强并提出很多问题的孩子将来必有成就，对人类社会也会有所贡献。

运动也是学习

俞真在 8 个月大的时候虽然还不能清楚地表达自己的意思，但好像对什么都十分感兴趣。我悄悄地观察过她，看见她一会儿摸房间的地板，一会儿摸厨房里的地板，还摸了摸角落里稍微露出来的水泥块。我不动声色地看她还会干什么。这回她伸开手指摸一摸地炕，再去摸一摸电视屏幕。

有时候宝宝随意地爬来爬去，看起来好像没干什么，其实是在探索周围的世界。孩子是想尽快地了解这新奇的世界。这时候他会到处乱摸，连垃圾桶也要翻一翻，还会打开衣柜把袜子全都拿出来，然后自己坐进去。对孩子来说这是非常有意思的事情，但对大人来说，这可太麻烦了。所以有的妈妈一看到宝宝要捣乱，就马上把他背起来。背孩子虽然能让他情绪稳定，也是不错的做法，但这样一来，孩子就失去了探索外面世界的机会。

美国的心理学家赫尔德 (Held) 和海因 (Hain) 做了如下实验：他们把一黑一白两只猫绑在转动轴的两边。白猫脚能着地，可以自己走路；而黑猫则被放进固定的箱子里，只把脸露出来。并且黑猫是完全被动的，只能跟着白猫移动。也就是说，黑猫被完全剥夺了按照自己的意愿行动的自由。实验最后再把两只猫都松开，看它们有什么反应。结果，黑猫在四肢都正常的情况下也没有任何反应，因为在实验过程中它一直都是被动的，回到正常状态以后也变得被动了，而且已经丧失了活力。

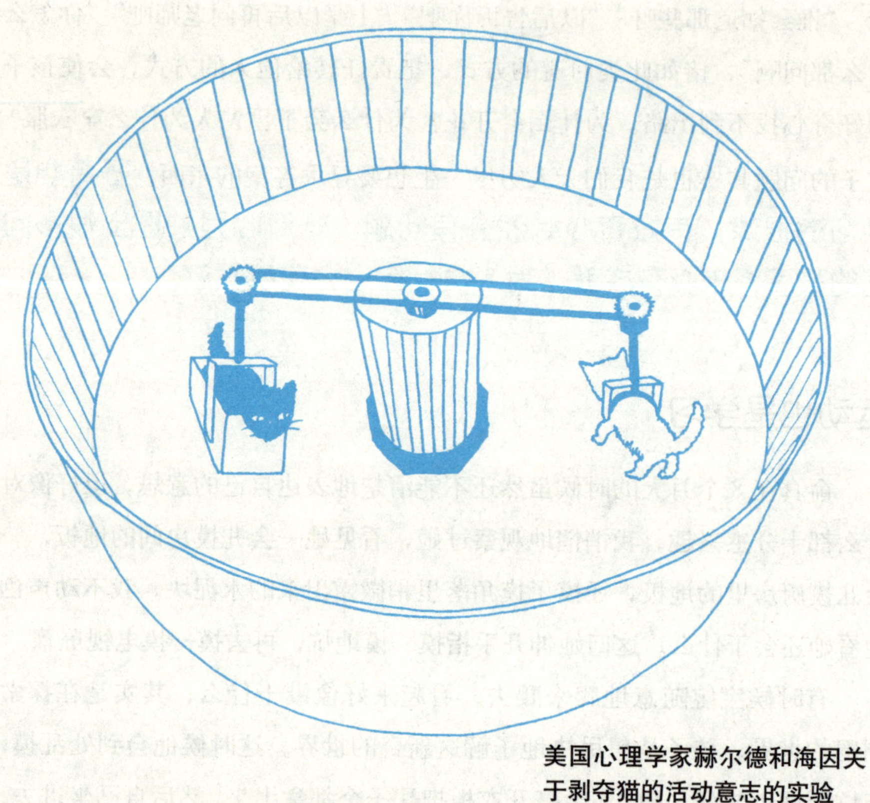

美国心理学家赫尔德和海因关于剥夺猫的活动意志的实验

宝宝可以在玩耍和运动的过程中学习。大部分人一提到学习，马上就会联想到笔记本或铅笔之类的东西，所以大人很多时候不知道宝宝的身体活动有多么重要，一看孩子玩疯了就会说："光会玩能行吗？赶紧学习吧。"如果宝宝从小喜欢拿着笔到处乱画，人们就会认为这个孩子将来肯定有出息。现在看来，这个观点有点片面，孩童时期就应该让孩子尽情地玩耍，这也是培养孩子适应生活能力的好方法。

深入观察研究过自己的3个孩子的瑞士著名学者皮亚杰曾说，他的大女儿是在夏天出生的，身体活动量比较大，所以比冬天出生的儿子反应更

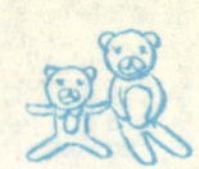

灵敏。皮亚杰养育孩子的年代是在 20 世纪 20 年代，那时候西方国家冬天的供暖设备不先进，所以天气一冷就把宝宝包裹得严严实实的。这样宝宝的活动必定会受到约束。

刚出生的孩子手脚会乱动，特别是当眼前有颜色鲜亮的玩具时，他们手脚舞动的频率会更高。孩子一开始可能抓不住眼前的东西，甚至连碰都碰不到，但稍过些时日就可以用两只手抓住东西，再过一段时间用一只手也能抓住东西了。

皮亚杰认为，宝宝的身体活动跟智力发育有很大关系。人们一提到智力发育首先想到的是学习，而一说学习脑海里第一个浮现的就是笔记本和铅笔，却很难把玩和身体活动联系到学习上。但是研究显示，孩子年龄越小，他们的身体活动和学习就联系得越紧密。

爱看电视的孩子可能会成为表面上聪明的人

孩子小时候是感受能力强、有无限可能性的时期。但如果这个阶段看电视太多了，孩子会在不知不觉中只关心别人是怎么做的，只喜欢模仿别人。模仿能力太强，创新能力就会受挫。这种状态可能只会造就出孩子表面上的聪明。

孩子到底有什么想法、到底有多聪明，可以通过他们画的人物画看出来。有一位教授就此对韩国的小学生做了相关调查，让孩子画外星人。结果孩子画出来的外星人几乎都是一样的，几乎没有区别，因为这些图像都是在电视里看到的。

但是，这是我们的孩子都一样聪明的原因吗？

这种现象还反映出了两个重要的事实。第一，孩子没能形成自己独有的文化和人格，而是变成了表面上聪明的人，他们丧失了儿童的特性。第二，孩子失去了自己寻找问题和解决问题的机会，同时也失去了解决问题以后所能感受到的幸福感。

但也不是说要我们的孩子完全排除电视的影响。反反复复播出的商业广告中明快的曲子可以训练孩子的乐感，孩子看了电视画面上反复出现的字，自然而然也就认识了它。如果父母能好好引导孩子看电视，孩子就可以从中学习到不少知识，关键是看父母的教育态度。

如果父母想提高孩子的创新力，可以挑选合适的节目让孩子看，在看电视广告或有想象力的电视剧时，父母千万不要忘记补充说明画面上的内容究竟是怎么回事，这样，孩子的判断能力就不会受到影响了。但最好还是不要让孩子看电视的时间过长，应该多给孩子提供自己探索外界的机会和环境。

曾经有这样一个家庭，父母跟孩子协商并达成一致，决定了什么节目是可以看的，什么节目是不能看的。在不看电视的时间里，孩子可以做自己想做的事情。他们家的孩子从来都没参加过课外补习班，却都考上了名牌大学，毕业后在工作岗位上也都表现得非常出色。

电视是会让孩子变得聪明，但很多时候只会让孩子表面上变得聪明。孩子年龄越小越需要自己动手摸一摸、改一改、做一做，这样才能学得好。如果孩子整天坐在电视机前不动，怎么能学到更广泛的知识呢？

父母在对待孩子看电视的问题上一定要明智。如果真正为孩子着想，那么播再好看的连续剧也要关掉电视。

认字要顺其自然

有的父母在宝宝很小的时候就开始教孩子认字，还有的妈妈干脆直接用小学一年级的教科书来提前教孩子认字。

在我当幼儿园老师的时候，有一次去一个孩子家里做家访。孩子妈妈在厨房里沏茶，小女孩拿着《白雪公主》的书朗诵如流。端着托盘进来的妈妈眼里充满了骄傲，孩子看到妈妈赞许的表情，朗读的声音也更加响亮了。孩子读完了以后我指着书中的字，问孩子怎么读，她却用茫然的眼光看着我。原来孩子只是在根本不认字的情况下，机械地背下妈妈讲的内容而已。而孩子的父母却错误地以为，她是在认字的情况下读出来的。她的

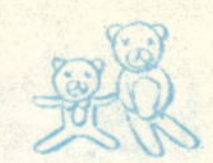

父母是掉进了“我的孩子非常聪明”的自我满足感里，没能认清现实。

那么到底要不要教孩子认字呢？意大利著名幼儿教育专家蒙台梭利 (Montessori) 女士认为，孩子有一段时期对认字非常感兴趣，父母千万不要轻视或错过这个时期。

孩子虽然存在个体上的差异，但一般来说，到 4 周岁以后他们就开始对文字感兴趣。“妈妈，这是什么字？”“妈妈，我的名字怎么写？”“爸爸的名字怎么写？”问得太多的话，简直让人受不了。有的妈妈会说“你现在还听不懂，将来上幼儿园再学吧”；有的妈妈只是敷衍几句了事；有的父母干脆把孩子送到学习班里，过高地期望孩子比别人家的孩子学得更快。

父母应该耐心等待孩子对文字发生兴趣的这个时期，之后再抓住机会教孩子识字。这时候最好不要和别人家孩子相比较，具有普通学习能力的孩子一般都能学会认字。如果父母过于着急，孩子也许能认字了，但就是找不到自己在摸索中学习的乐趣。这样的孩子在将来的学习中一直都需要有人来敦促才行，长大以后还很可能会成为不爱读书的人。

另外，年轻的爸爸妈妈必须要记住，每一个孩子认字的方法都不同。有的孩子看电视上的广告认字，而有的孩子是在看了恐龙书以后才学会认字。因为存在这种个体差异，所以每个孩子开始独立看书的时间也各不相同。

孩子一旦对文字产生兴趣后就什么都会问，比如，电视画面上的字、报纸和杂志上的字以及广告单上的字等，他们会问个没完没了。只要孩子感兴趣，父母再忙也要耐心地一个字一个字指着告诉他怎么念。比如，孩子问“包子”的“包”字，你可以同时教他“子”字，还可以告诉他“包子”是什么样的食品。但不要一下子教得太多，只回答孩子感兴趣的问题就可以了，而且即使孩子问 100 遍同一个字，你也要耐着心亲切地回答 100 遍。如果你觉得孩子认字的样子很可爱，想多教一点，那么孩子可能会厌学或者会失去信心。

时间观念是怎么形成的

有时候听一听孩子之间的对话也挺有意思。

“明天我爸爸买来了红色的汽车。”

“我爸爸后天买来了漂亮的玩具。”

“昨天我要吃早饭走。”

从这些对话中我们可以看出孩子还没有形成时间概念。有时候把昨天发生的事情说成今天的，而且还搞不明白一天当中还有“早”“中”“晚”和“夜”的概念。

等稍微长大了些，孩子就明白了到了夜晚不愿意睡觉也得睡的道理。我女儿5岁的时候有一天对我说：“妈妈，为什么到了夜晚就得睡觉，我不想睡觉的时候还得睡觉，怎么总有夜晚呢……”

而还没到1周岁的孩子因为没有时间观念，白天会睡很长时间，然后到后半夜1点左右就开始哭闹。

因为小时候没有时间观念从而混淆白天和夜晚是每一个人都要经历的正常发育过程，所以我们不用担心宝宝是不是有什么毛病。一个5岁的孩子对日、月、年、四季的理解方法跟大人完全不同。孩子根本不能理解固定的、循环的时间，也不懂得必须按时间来工作、学习、睡觉的道理。

在孩子产生时间观念之前，首先会对各种事物产生一般概念。比如，学会看表之前先学会读1、2、3、4……11、12，而会读1、2、3、4……之前会先理解这个叫1的数是代表一个玩具，或一个橘子，或一个苹果。

也就是说，要想教会孩子时间的概念，首先要从小开始打好基础，所以要在每天的生活当中利用琐碎的事情给孩子讲道理，不要白白地错过机会。比如用“到早上了，该吃早饭了”“吃完早饭后，到中午之前我们去散步吧”“爸爸晚上才能回家”“这个动画片结束后就睡觉吧”等话来说明将要发生的事情。孩子一开始可能没法理解，但妈妈说了以后，他们也会思考，也会进步，然后就能慢慢地积累经验，进而产生模糊的时间概念。

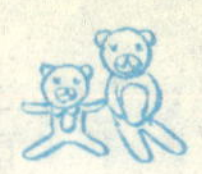

父母应该多给孩子讲讲一天里大概会发生的事情，“吃完午饭后，该午休了”“吃完晚饭后，该睡觉了”。这样一来，孩子逐渐会形成时间的概念。

日常生活中时常给孩子提供一些刺激同样非常重要。有时候可以拿大小不一的手表让孩子听一听声音。到 3 ~ 4 岁时，还可以给孩子看形状各异的表，带孩子参观博物馆或公园里的日晷、水漏、沙漏等，给孩子讲解古代人是怎样辨识时间的。

即使孩子不会看表，也可以利用表来告诉孩子：“现在 9 点了，该睡觉了”。“再过 5 分钟就到 10 点了，我们去公园吧。”这时候根本没必要告诉孩子哪个是分针，哪个是时针。

等孩子到了要上幼儿园的年龄，就可以和孩子一起做沙漏。阳光好的时候还可以带孩子到外面玩，借机让他观察影子是怎么随时间变化的。

有一次，我和上幼儿园的女儿约好第二天去看电影。但到了第二天忽然有事去不成了，我只好对孩子说明天再去。可女儿却这样问我：

“妈妈，今天是明天吗？”

“不是，今天是今天。”

“那什么时候去看电影？”

“明天去吧。”

第二天女儿就对我说：“妈妈，今天是明天了，该去看电影了。”我的外孙女也是在那个年龄时，有一次和我约好星期五到公园玩。孩子从星期二就开始问我：“今天是星期五吗？”同样，星期三也问：“今天是星期五吗？”在这个过程中孩子逐渐形成了“星期”的概念，也知道过完星期五就是星期六，妈妈可以不用上班。这样孩子也就慢慢明白了时间循环的道理。

在生活中父母一定要遵守与孩子的约定。如果有什么事情被耽搁了，应该事先给孩子打电话，告诉他：“妈妈现在没干完活，你再等我 1 个小时好吗？”那么，孩子虽然这时对 1 个小时到底有多长没有准确的概念，但根据经验大致也会明白的。

上幼儿园的孩子有时候需要从家里带饭。妈妈为了让孩子吃上热乎乎、有营养的饭菜，打算 11 点 30 分再给孩子送过去，于是就对孩子说：“妈妈11点30分去幼儿园给你送饭。你先去幼儿园吧。”那么，孩子9点到了幼儿园，他就会从那时候开始等妈妈。“别的孩子都带饭了，就我一个人没带，可是妈妈怎么还不来呢？”这时候的孩子可能觉得10分钟就是2个小时。他们在没有时间概念的情况下，根本不知道到11点30分还要等2个小时。

对一个6岁的孩子来说，100个夜晚可能比1年还要多。婴幼儿时期的孩子是没有年月日和时间概念的，所以应该按照孩子的年龄段做出相应的反应。

从孩子上幼儿园开始直到上小学，有时候还真不知道该怎么教孩子看表。孩子在学会看表这件事上也存在个体上的差异。有的孩子相对来说学得快，而有的孩子学得就不那么容易了。“邻居家的孩子现在会看表了，可我家的孩子还不会。”这种无谓的担心和比较对孩子来说反而有害。

有一次我带孩子去大邱，坐上了高速巴士，巴士里的表显示的时间是7点10分。当时6岁的俞美忽然大声说：“现在是7点2点了。”这话对大人来说虽然可笑，但对俞美来说，却是一个不小的发现。

孩子上了小学二年级以后才能真正学会看表，所以用不着强迫一个上幼儿园的孩子学会看表。

教孩子数的概念

一提到教孩子数的概念，人们马上就会想到让孩子从1数到100，或教孩子“1+1=2”“2+3=5”之类的加减法。教孩子从1背到100，其实这只是让孩子知道数字的名称而已。研究幼儿数学学习能力的专家们认为，应该让孩子体验一个是1、两个是2的基本概念，然后才能教他们背诵数字。如果在孩子不能理解1是指一个东西的情况下就开始背诵数字，将来他的数学学习能力就不会太好。

我们可以在日常生活中教孩子明白数的概念。“你去拿杯子吧。我们家里有几个人你就拿几个。”这样的话，孩子是不会一下子拿到刚好合适

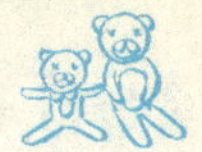

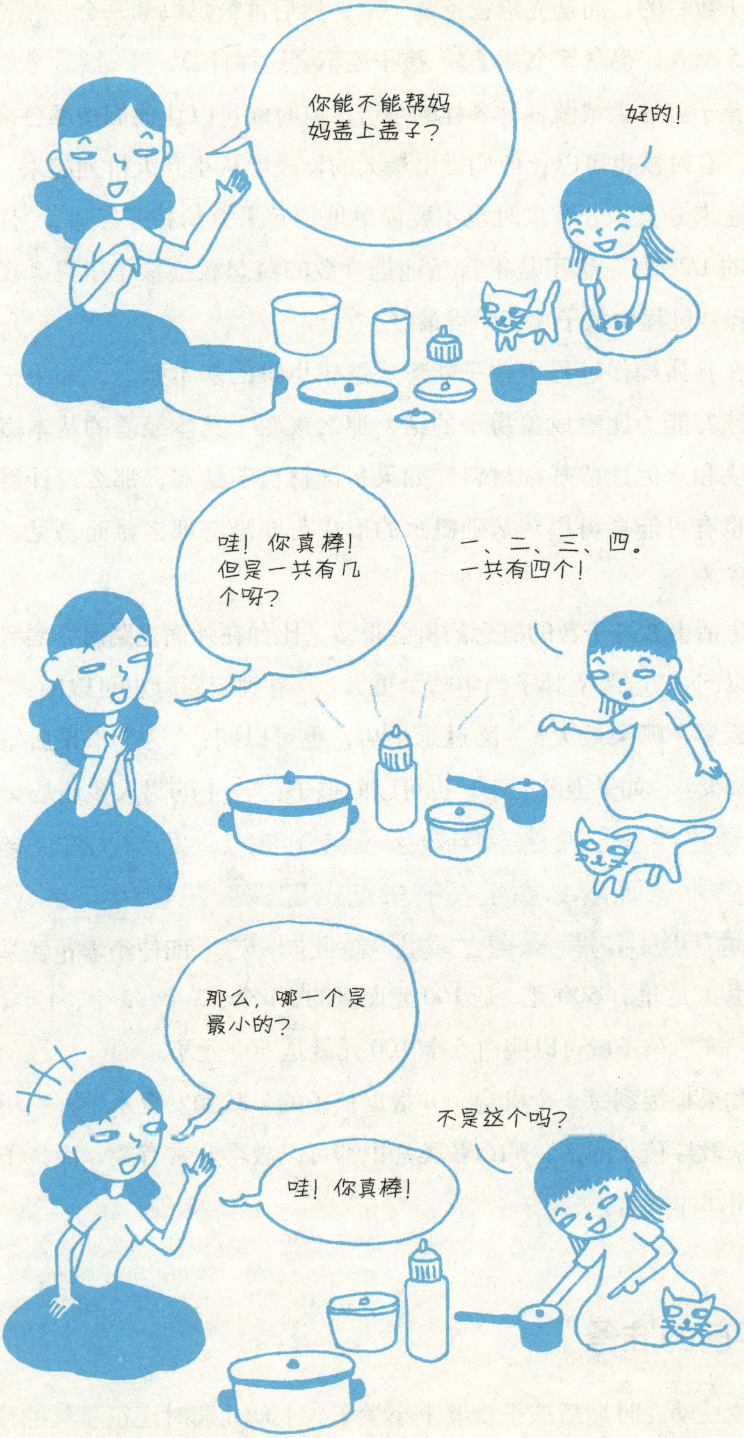

你能不能帮妈妈盖上盖子?

好的!

哇! 你真棒! 但是一共有几个呀?

一、二、三、四。一共有四个!

那么，哪一个是最小的?

不是这个吗?

哇! 你真棒!

的杯子数目的，而是先给爸爸拿一个，然后再给妈妈拿一个……“我们家一共5个人，得拿5个杯子。”孩子还不会这样计算。

孩子应该尝试做各种各样的事情。有时候可以让他们按颜色来给东西分类，有时候也可以让他们挑出最大的，或者从小到大排列起来，或者是按用途来分类。分苹果时也不要简单地把苹果分给孩子了事。“你吃这个苹果的1/2吧。”这不是很自然地把分数的概念教给孩子了吗。在这样的具体操作过程中孩子才能学得最好。

在具体操作过程中孩子能形成逻辑思维的基本概念。如果把学习算术和读写能力比喻成盖房子的话，那么来源于具体经验的基本概念就等于砖块和水泥这些基础材料。如果基础材料不结实，那么设计得再好的房子也有可能会坍塌。基础概念的形成可能没有那么显而易见，但这是首要任务。

生活中教孩子数的概念的机会很多。比如在外面走路时，看到牌子你就可以问：“这两个牌子当中哪个更大？”看到云彩时也可以问：“天上有几朵云彩，哪朵最大？”路过水果店，也可以问：“这个水果店里的水果哪个最大？”如果坐公交车，也可以问孩子：“车上的男人多还是女人多？”

像这样在日常生活中教孩子数的概念，他们就会学得很快。学习并不意味着必须坐在书桌前做功课。在生活中学习，并能在生活中应用才能算得上真正学到了东西。即使给零花钱是也要跟孩子说：“这里有500元，是100元面额的，1个、2个、3个、4个、5个。”这样一来，孩子就可以明白5个100元就是500元了。

如果捕捉到每一个机会，并根据孩子的年龄和发育水平，利用适当的方法来教导孩子的话，那么各类知识都可以教得非常有趣，而孩子呢，也会学得津津有味。

上学前的准备

度过幼儿时期后孩子就要上小学了。上幼儿园时还很稚气的孩子到6

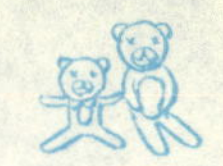

周岁开始就有儿童的模样了，也比较容易听懂大人说的话。这就像以前撒下的种子现在长成树苗了，到了把树苗移植到果园里去的时候了。孩子从幼儿园到小学就是这个道理。出生以后一直都在家里受到妈妈或奶奶照顾的孩子，为了学习更多的知识就需要上小学了。

现在的妈妈特别重视的特长教育也是从小学开始比较好。之所以说不能给 6 周岁以前的孩子教太多的知识是因为：第一，学习班里的老师不会像妈妈那样关心和照顾孩子，对婴幼儿时期的孩子来说，这种教育还是由妈妈来做比较适合。所以有可能的话，孩子小时候最好由爸爸或妈妈来承担长期教育的责任；第二，大脑的感受能力是在 5 ~ 6 岁时形成基础的。所以说，幼儿在玩耍的过程中自然而然地学习也会取得比较好的效果。这就好像把小树苗过早移植到果园，有可能长得不太结实一样。应该挑选适当的时期再移植，这样小树苗才能健康成长。

那么，孩子上小学之前父母应该做好哪些准备工作呢？

第一，让孩子对学校、同学、老师有一个美好的期待。决不能说："上学以后不听话，老师会给你厉害看的。"还有就是事先准备好上学时需要的衣服和书包，并且常拿出来给孩子看看，说："这是你上学后要穿的衣服。妈妈在等你上学的那一天呢。"并以此来表示妈妈对孩子上学的期待；

第二，给孩子讲伟人们在学校认真学习的故事；

第三，告诉孩子学习是一件非常有趣的事情。父母要做出喜欢读书的表率，也可以在书中找到有趣的内容读给孩子听。那么，孩子将会非常期待学校的生活；

第四，告诉孩子老师是个高尚的职业，并强调老师懂的知识很多，要让孩子尊重老师。决不能在孩子面前说哪个老师收谁的钱、老师偏爱谁等类似的话。如果孩子不尊重老师，也就无法从老师那里学到知识；

第五，父母应该以谦逊的态度对待校长和班主任老师，表示出对老师的尊敬，那么，孩子也会很自然地尊敬老师；

让孩子感受学习的喜悦

教过新西兰土著毛利人的教师阿什顿·华纳(Ashton Warner)女士很想为因学不会英语而中途退学的毛利孩子做些事情。华纳女士发现为小学生准备的精美教科书对土著孩子来说根本没有吸引力。因为教科书是完全按照白人孩子的生活环境和兴趣编订的，但这些内容对毛利人的孩子来说却是很陌生的。白人孩子喜欢飞机、汽车、房子，而毛利人的孩子则喜欢鬼、打猎、火等跟自然有关的东西。

于是华纳女士把教科书搁置在一边，准备了一些彩色图画纸，在毛利孩子进入教室时就问他们："在纸上写什么好呢？"然后再把孩子喜欢的单词用粗体写上去。一开始，这位女士不管孩子要写什么样的词语都满足他们的要求。孩子从这些自己感兴趣的词汇开始学习，逐渐拓宽了兴趣。后来，孩子因为可以用英语来表达自己的想法而高兴，也就坚持完成了学校教育。我家的小女儿也是用这种方式学会写字的。有一次，她上幼儿园时，邻居家被盗了，大人纷纷议论此事。当天晚上，俞真就问我"贼"字怎么写。

托尔斯泰也曾利用类似的方式教育过孩子，虽然没坚持几年，但他确实设立过农民学校，并且根据孩子的兴趣教他们文字和算术。这样做的效果非常好。在这所农民学校里，既没有指定的教科书，也没有很严格的规矩，但是孩子却非常轻松地学会了不少东西。当时上过托尔斯泰学校的一位农夫也是这么说的：

几个小时像几分钟一样地过去了，因为太有趣了，我们根本没感觉到时间是怎么过去的。我们以快乐和幸福的心情学会了许多东西。我们就像“贼”一样执拗于读写和算术。

听说犹太人为了让刚上小学的孩子对文字感兴趣，就在树叶上用蜂蜜写字，然后让虫子来啃，这样等树叶上出现蜂蜜文字时，再让孩子用比划手指的方法来认字。

认字是孩子学习的第一步，我们应该让孩子觉得这是一件非常有趣的事情。

根据具体情况设定情境来教孩子认字是非常重要的。幼儿时期不能太短，也就是说，不要让刚满 5 周岁的孩子急于求学。

适合孩子的识字方法

认字是把孩子从黑洞带入到一个不可思议的世界里，是一件非常不容易，同时也非常重要的事。但更重要的是孩子以什么样的方式学会认字。

我在教3个女儿以及外孙们认字的过程中所感悟到的是，每一个孩子认字的时机和方法都不一样。大女儿5周岁时问我："妈妈，郑智忍怎么写？"她是从写名字开始认字的。而二女儿却不一样，有一次她拽着我问，电视广告上"包子"的"包"怎么念，她是对电视广告上出现的文字产生兴趣以后才开始认字的。而大孙女到5周岁对文字还不感兴趣，但自从看见幼儿园的小朋友在自己画的画上签名之后，就觉得十分羡慕，这才想学认字。上幼儿园的孙子则是指着各种恐龙的名字和汽车的名字，问我怎么写。

孩子每次问我的时候，我都会让她们坐在前面，慢慢地用印刷体写字，特别注意让孩子看见笔画的顺序，而且从来都不会说"懂了吗""这么容易也不知道啊"之类的话。有时候同样的字孩子会问100遍，这时我就耐心地重复告诉孩子100次。有一次，上幼儿园的外孙指着书上的直升机，问我是什么，我指着图画，一个字一个字地念出声音来，但当我指着旁边的挖掘机再想教他的时候，他却不感兴趣了。我就说："你什么时候想学了再来问我吧。"过了1个月以后，孙子终于跟我说："外婆，咱们开始认字吧。”

每一个孩子认字的时机都不一样，有的孩子需要准备很长时间，而有的孩子学得特别快，简直到了学不会就睡不着觉的程度。但我们决不能作比较说：“××都已经认识很多字了，你怎么到现在还什么都不认识啊？”因为这样做，孩子即便是学会认字了，也有可能产生不高兴的心理。应该耐心等待孩子学习的良机，给孩子学习的机会。

但是，一定要观察清楚孩子什么时候开始对文字感兴趣了，此外还要多制造识字的机会，而且一旦机会来了，就决不能错过，这是为了抓住“出芽的时机”。只要看着孩子学会了识字，我就感到特别欣慰。

代代相传的育儿智慧

我在近千张稿纸上编写了这个有关幼儿教育的故事。读完这本书以后，有的读者可能会充满自信心，心想："我也能按照这些方法教育好孩子。"而有的读者呢，反而会放弃，认为："李元宁教授是专家，当然可以这么做，但我是个普通人，怎么能成功呢？"

养育孩子的时候切忌放弃。失败了可以再努力，而在这个过程中，我们的养育方法会一点一点地发生变化，也会越来越有效。孩子长大了也会特别感谢努力过的父母。

我专攻幼儿教育已经45年了，但仍然无法实施完美的教育理论。有一次，我看见二女儿做出错误行为时忍不住大喊了一声。当然，我知道孩子犯错误时应该平静、客观理性地教育她才行，但从小习惯的东西是很难克服的。当我意识到自己错了以后马上跟孩子道歉："俞娜，对不起，妈妈不应该大声嚷嚷。"结果孩子反而安慰我说："没关系，人人都有可能犯错误。"而且孩子还说出了更让我吃惊的话，"妈妈跟外婆有些地方一样，不同的是外婆不会说对不起，而妈妈会说对不起。"一个只有9岁的孩子能有这样的宽容和理解能力、判断能力，真是令人吃惊。

不要以为要教育好子女，大人就得成为完美的人。具备完美的品德当然好，但也不要忘记，孩子对不断努力的父母也会抱有更多的爱意，更愿意跟这样的父母合作。明白父母在努力的孩子有了自己的孩子以后，肯定会用比我们更好的养育方式来教育他们自己的孩子。

本书中所介绍的事例都是真实案例。当然，读这本书的父母身上发生的可能是另外一种生活版本吧。但贯穿这些事例的教育理论和原则是一样的。

我希望这本书能给人们树立起教育好孩子的自信心，希望它能给孩子带来幸福和快乐，也希望大家以后能从长大成人的孩子那里听到“很高兴我是你们的孩子”这句话，相信每个父母到那时都会感到欣慰的。

短信查询正版图书及中奖办法

A．手机短信查询方法（移动收费0.2元/次，联通收费0.3元/次）

1．手机界面，编辑短信息；
2．揭开防伪标签，露出标签下20位密码，输入标识物上的20位密码，确认发送；
3．输入防伪短信息接入号（或：发送至）1066958879(8)08，得到版权信息。

B．互联网查询方法

1．揭开防伪标签，露出标签下20位密码；
2．登陆www.Nb315.com；
3．进入“查询服务”“双码防伪标防伪查询”；
4．输入20位密码，得到版权信息。

中奖者请将20位密码以及中奖人姓名、身份证号码、电话、收件人地址、邮编，E-mail至：my007@126.com，或传真至0755-25970309

一等奖：168.00人民币现金；
二等奖：图书一册；
三等奖：本公司图书6折优惠邮购资格。
再次谢谢您惠顾本公司产品。本活动解释权归本公司所有。

读者服务信箱

感谢的话

谢谢您购买本书！顺便提醒您如何使用ihappy书系：

- ◆ 全书先看一遍，对全书的内容留下概念 。
- ◆ 再看第二遍，用寻宝的方式，选择您关心的章节仔细地阅读，将“法宝”谨记于心。
- ◆ 将书中的方法与您现有的工作、生活作比较，再融合您的经验，理出您最适用的方法。
- ◆ 新方法的导入使用要有决心，事前做好计划及准备。
- ◆ 经常查阅本书，并与您的生活工作相结合，自然有机会成为一个“成功者”。

<table>
<tr><td rowspan="9">优惠订购</td><td>订阅人</td><td></td><td>部门</td><td></td><td>单位名称</td><td></td></tr>
<tr><td>地址</td><td colspan="5"></td></tr>
<tr><td>电话</td><td colspan="3"></td><td>传真</td><td></td></tr>
<tr><td>电子邮箱</td><td></td><td>公司网址</td><td></td><td>邮编</td><td></td></tr>
<tr><td>订购书目</td><td colspan="5"></td></tr>
<tr><td rowspan="3">付款方式</td><td>邮局汇款</td><td colspan="4">中资海派商务管理（深圳）有限公司
中国深圳银湖路中国脑库A栋四楼 邮编：518029</td></tr>
<tr><td>银行电汇或转账</td><td colspan="4">户　名：中资海派商务管理（深圳）有限公司
开户行：招行深圳市银湖支行
账　号：5781 4257 1000 1</td></tr>
<tr><td></td><td colspan="4">交行太平洋卡户名：桂林　卡号：6014 2836 3110 4770 8</td></tr>
<tr><td>附注</td><td colspan="5">1.请将订阅单连同汇款单影印件传真或邮寄，以凭办理。
2.订阅单请用正楷填写清楚，以便以最快方式送达。
3.咨询热线：0755-25970306转158、168　传　真：0755-25970309
E-mail: my007@126.com</td></tr>
</table>

→利用本订购单订购一律享受9折特价优惠。

→团购30本以上8.5折优惠。